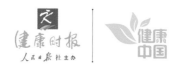

马博士
谈营养

马冠生／著

U0341932

江苏凤凰科学技术出版社　凤凰含章

图书在版编目（CIP）数据

马博士谈营养 / 马冠生著. -- 南京 : 江苏凤凰科学技术出版社, 2015.9

（含章·健康中国系列）

ISBN 978-7-5537-5093-4

Ⅰ.①马… Ⅱ.①马… Ⅲ.①膳食－营养卫生 Ⅳ.①R155.1

中国版本图书馆CIP数据核字(2015)第168894号

马博士谈营养

著　　　者	马冠生	
责 任 编 辑	樊　明	葛　昀
责 任 监 制	曹叶平	周雅婷

出 版 发 行	凤凰出版传媒股份有限公司 江苏凤凰科学技术出版社
出版社地址	南京市湖南路1号A楼，邮编：210009
出版社网址	http://www.pspress.cn
经　　　销	凤凰出版传媒股份有限公司
印　　　刷	北京旭丰源印刷技术有限公司

开　　　本	718mm×1000mm　1/16
印　　　张	14
字　　　数	250千字
版　　　次	2015年9月第1版
印　　　次	2015年9月第1次印刷

标 准 书 号	ISBN 978-7-5537-5093-4
定　　　价	36.80元

图书如有印装质量问题，可随时向我社出版科调换。

有健康相伴，才能走得更远！

从祈福到感悟再到守望，从观察到发现再到思考。我们试图用最质朴的探究，用最平实的文字，素描带着我们体温的书刊。

时光流转，一次次时光轮回的自省，一个个回望跋涉的节点上的自律，一点点尝试求证中的自悟，我们在一年年风雨兼程中犹如竹子开花般的成长。

盘点与回望，是为更快、更好地成长，也是为前行的步履更矫健！

一年一度的"健康中国"年度盘点，旨在为我国医药卫生健康产业助力，并基于媒体立场、社会责任、健康促进等原则，全面梳理医药卫生领域、健康领域和健康公益领域的大事、要事、精彩事。也是为"健康中国"的专家们加冕，见证和感悟"健康中国"。而专家们的文稿、讲座、访谈，无不是他们成果和心血的见证，都值得我们重温和学习。

因此，我们满怀感动和敬畏，从历年的报纸中精选出优质文章，从庞大的专家库中优中选优，邀请其著书立说，本套丛书由此诞生。

本套丛书有两大的特点，一是专家阵容非常强大——有上百位专家，且大多数是像洪昭光、向红丁、胡大一、马冠生等一线的健康专家；二是内容覆盖广，实用性强。

从日常饮食到运动健身，从中医保健到心理健康，从婴儿的喂养到老年人的看护……我们始终坚持"以品质聚揽读者，用服务创造价值"的理念，以"锐"的视角保持"柔"的状态，始终探寻与您最合拍的内容。这是一套不可多得的养生丛书，是老百姓居家养生必读的健康读物。

需要提醒的是，本套丛书中有部分文章、访谈等源自历年的《健康时报》，编辑部在收集整理文稿的过程中，进行了一些小小的修改和调整，与《健康时报》上的文章略有差异。丛书中不妥之处还望各位读者不吝指正，以便在再版时一并改正。

　　我们满怀喜悦和感动，以青春的矫健，扎实的成长，守望的责任，领跑的姿态，与所有期盼健康的人携手同行，传递生机蓬勃的能量！与这个美丽的时代一道：领跑健康中国！

《健康时报》编辑部

自序

出一本谈营养的小册子的想法萌发于十年前，当时我受邀参加《北京青年报》"北青网"一个主题为"学生怎样吃好营养餐"的在线访谈。访谈是在上午上班时间进行的，按常理，这一时段应该不是在线访谈的最佳时段，之前我也认为可能没有多少人会参加这样一个话题的讨论。但让我和编辑没有料到的是，在线访谈可以说是出现了"火爆"的局面，巨大的流量引发网络的"严重塞车"，导致直播页面登录困难。据统计，访谈直播中登录的人数超过了5万人，在线提问达到7千多帖，点击率累积达20万人次。网友关注的程度，让我感受到了大家对营养知识需求的迫切。

在访谈开始时，就有网友提出"博士谈营养是不是大材小用"？确实，营养学作为一门科学，需要开展科学研究，世界上很多研究人员都在从事这个领域的研究工作，营养是一门科学、一门学问。但是，营养学研究的成果，不能只停留在高深的研究阶段，脱离实际生活，应该为百姓所用，为百姓服务。营养工作者也不能总待在高高的象牙塔里，而必须"脚踏实地"，贴近百姓生活。

为了达到让营养"落地"这个目的，我从2008年就开通了新浪博客的"马博士谈营养"，将生活中与营养健康相关的所见所闻所思所想及时与博友分享。开博以后，得到网友们和粉丝们的热切关注，也结识了很多媒体界和出版界的朋友，《北京青年报》魏世平老师专门开辟了"马博士谈营养专栏"，也收到很多出版社的邀约，希望把我的博文变成纸质图书，帮助更多的普通老百姓学习和了解营养知识，于是5年之前中华书局出版了《马博士谈营养》这本小册子。

纸质图书出版后，读者的渴求把我变成了一辆刹不住的列车，网站、报刊杂志、电台、电视台邀约纷至沓来，我在受宠若惊之余，也深深体会到肩负的传播使命是如此沉重。因此，在第一版《马博士谈营养》出版后，根据食物营养与健康领域的新进展、新发现进行更新，增加了不同节气的饮食，营养的误区和热点问题等内容，以便更好地为大家服务。

　　由于日常工作比较繁忙，我只好利用休假和业余时间写作。由于时间仓促、自己的水平有限，书中难免有谬误之处。请各位读者不吝赐教，以便提高。

2015.6.10

目录
CONTENTS

01 CHAPTER 民以食为天，营养是关键

02 CHAPTER 均衡吃，营养全

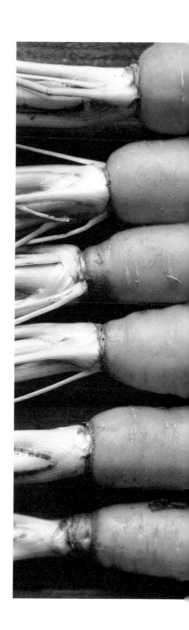

03 CHAPTER 想要身体棒，每季讲营养

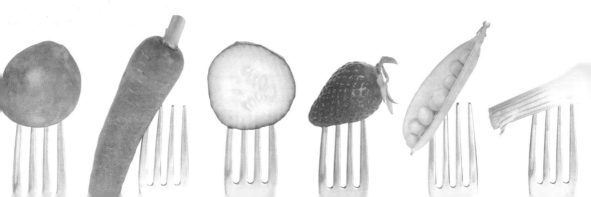

食俗营养，
健康开讲

04
CHAPTER

传统食俗与现代营养的碰撞　　143

05 CHAPTER 日常营养方，全家保健康

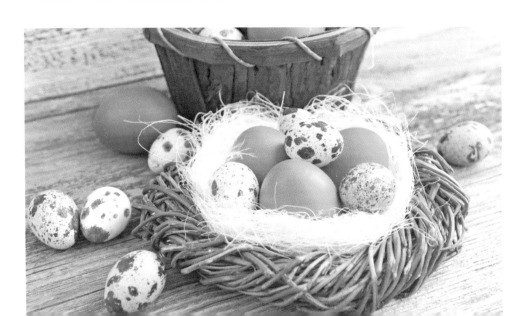

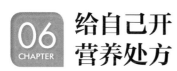

06
CHAPTER
给自己开营养处方

有助防病的膳食营养　　　201

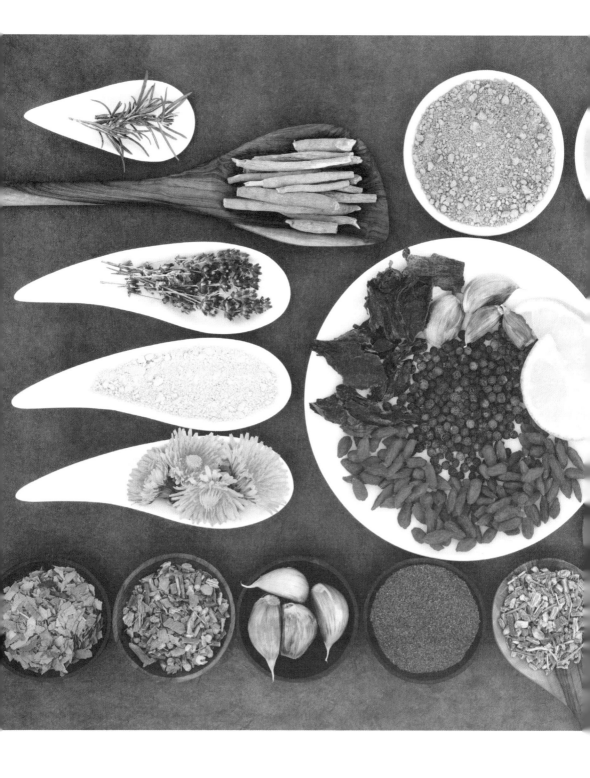

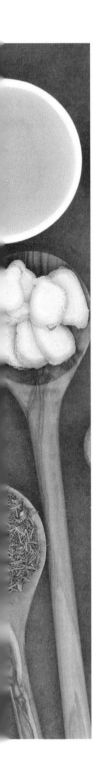

01 CHAPTER 民以食为天，营养是关键

轻松读懂营养素

　　我们每天都需要吃饭，但为什么要吃饭？不同的人回答不同。有人说，是为了"活命"，人是铁，饭是钢嘛！有人说，是为了"饱腹""衣能避寒，食能果腹"，只要能吃"饱"就行了；还有人说，吃饭是为了满足食欲，最好是"食必尽备珍馐"。其实，除了果腹、满足食欲之外，吃饭还有更重要的意义，那就是维护和促进健康。当然，要达到这个目的，不仅要能吃还得要会吃。会吃，才能吃出健康，吃出长寿；不会吃，就会吃出问题，吃出疾病。有人会说：别说笑啦！吃，谁不会呀？！你还别说，在现实生活中，很多人确实不会吃，不知道吃饭中的科学道理，结果吃出了疾病。由此可见，吃饭是门学问，只有学好了，才能远离营养问题的困扰，才能让健康永驻。而要了解这门学问，就得从基础开始，"万丈高楼平地起"，接下来我们先说说"营养素"。

小知识

营养

营养是人体从外界环境摄取食物，经过消化吸收和代谢，用以供给能量，构成和修补身体组织，以及调节生理功能的整个过程。

能量：生命的动力

生命活动需要能量

能量不像其他营养素，能看得见、摸得着，但我们却能够感受到它的存在、时时刻刻离不开它。没有了能量，手机就不能通话，电脑就成了摆设；没有了能量，汽车就成了废铁……而且，能量还必须要充足，不然，灯光就会昏暗，电脑就会运行不正常，电视图像模糊不清，汽车也发动不了。

和机器的运转一样，人体的生命活动也需要能量，心脏的跳动、血液的流动，一呼一吸，坐卧行走，细胞的生长、繁殖和更新等，所有的生命活动都需要能量，即使在睡眠时，呼吸、消化、内分泌、循环系统的生命活动还需要能量。

可以说，没有能量，也就没有了生命。

能量是从哪里来？

碳水化合物、脂肪和蛋白质是提供人体所需能量的三大营养素，也称三大供能营养素。而这三种营养素就来自各种各样的食物。要谈营养与健康的关系，不能不谈这三大营养素。

知识小链接

能量的来源

能量主要来源于食物中的产能营养素，包括碳水化合物、脂肪和蛋白质，它们在体内氧化产生的能量分别为：

1克碳水化合物产生能量4千卡

1克脂肪产生能量9千卡

1克蛋白质产生能量4千卡

另外，酒精在体内氧化也会产生能量，1克酒精产生能量7千卡。

营养解说

营养素是指能在体内消化吸收和代谢，用以供给能量，构成和修补身体组织及调节生理功能的物质。包括蛋白质、脂类、碳水化合物、维生素和矿物质等。

蛋白质：生命的基石

蛋白质不是越多越好

1777年，一位法国化学家发现鸡蛋、奶酪和血液等，遇热、遇酸都会凝固，并且都不能再回复到原状。他深入研究后发现，之所以会出现这种现象，是因为这些东西中含有一种特殊的物质。这就是我们现在所说的蛋白质。

蛋白质是一种非常重要的营养素，英文名叫"protein"，源自于希腊文，意思是"我是第一"。为什么把蛋白质排在第一位呢？因为蛋白质不仅参与人体的组成，保证儿童少年正常的生长发育，同时也是修复组织的奇兵。

2003年，安徽阜阳劣质奶粉事件曝光，百余名婴儿因食用劣质奶粉成为"大头娃娃"。这是由于能量和蛋白质缺乏引起的营养不良，罪魁祸首正是几乎不含蛋白质等营养素的伪劣婴儿奶粉。

说起蛋白质，人们首先会联想到鸡蛋、鸭蛋、鹌鹑蛋等食物，因为它们中含有丰富的蛋白质，其实，绝不止"蛋"中才有蛋白质。谷类食物中也含有蛋白质，只是植物蛋白质不如动物蛋白质容易被人体所吸收利用。

既然蛋白质这么重要，是不是吃得越多越好？有人觉得从馒头、肉类里边得到的不够，每天还要喝"蛋白粉"……实际上，营养并不是越多越好。多了，同样给我们身体带来负担。蛋白质吃多了，一方面代谢产生能量，是种浪费，经常过多摄入，长期下去会使体重增加；另一方面，还会增加肾脏的负担，影响钙的吸收，不利于骨骼健康。

人体所需的能量来自于碳水化合物、脂肪和蛋白质，其中能量的2/3要靠碳水化合物来提供，蛋白质因为有更重要的作用，所以机体只需它提供约1/10的能量。如果用蛋白质提供主要的能量，就好比把红木当柴烧，而不是做家具，既不合理又不经济。

我们每天需要多少蛋白质呢？

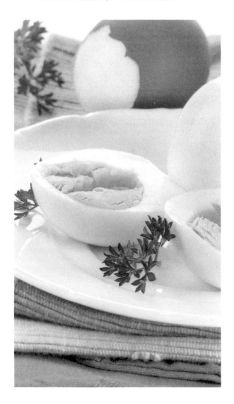

这要根据年龄、性别、劳动强度和健康情况来定。一个体重65千克的轻体力成年男子，每天大致需要75克的蛋白质。这个75克的蛋白质量，可以从主食500克、肉100克、蛋1个和豆制品50克中获得。一般成年女子对蛋白质的需要量略微少一些。儿童、少年在生长发育期，妇女怀孕和哺乳期间需要的蛋白质量要多些。需要在这个基础上适当地调整。

盲目输氨基酸"舍本逐末"

2013年7月，一家论坛的官方微博上，有网友发了一张某市一个中学高三学生集体在教室内打吊瓶的照片，称之为"史上最刻苦吊瓶班"，该班近一半同学打吊瓶上自习。

看到这篇报道，让人感到又好笑又好气，好笑的是，这些学子们对营养的无知，输氨基酸补充营养，一般只用于重病或大病初愈的病人，对于身体健康的考生来说，根本就不需要；好气的是，本来可以通过鸡蛋、牛奶、豆浆等日常饮食获取的蛋白质，却让孩子们去打吊瓶，舍本逐末，其结果只能是损害孩子的健康。

通过这个闹剧不难看出，国人的营养知识十分匮乏，我国的"营养盲"远远比"文盲"更普遍。所以，希望大家都来学习一些营养知识，不要再犯"打吊瓶"的低级错误。

什么是氨基酸呢？氨基酸是组成蛋白质的基本单位，组成人体蛋白质的氨基酸有20多种，在这20多种氨基酸中，有些可以在人体内自行合成。有9种氨基酸，人体不能合成或合成速度远不能适应人体需要，必须从食物中摄取才能满足的，称为必需氨基酸。

各种食物中所含蛋白质的氨基酸是不同的，所以可以通过食物搭配，让食物蛋白质中的氨基酸相互弥补。因此，在日常饮食中，应遵循食物多样、合理搭配的原则，才能获得全面的营养。如将豆类与谷类搭配，其中的氨基酸可以互相补充，发挥更大的作用。

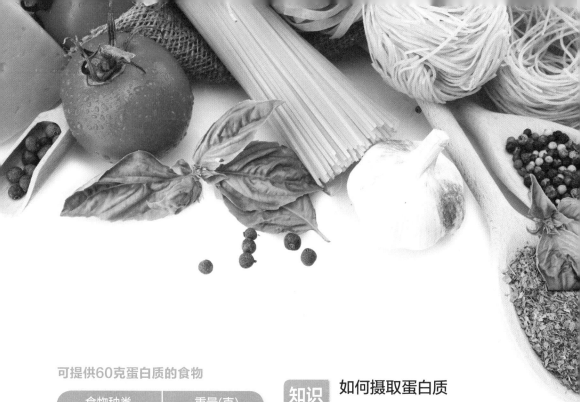

可提供60克蛋白质的食物

食物种类	重量(克)
酱牛肉	191克
绿豆	278克
全脂奶粉	299克
基围虾	330克
鲤鱼	341克
猪瘦肉	296克
鸡胸肉	309克
带鱼	339克
馒头	769克

知识小链接

如何摄取蛋白质

蛋白质的食物来源分为植物性和动物性两类。植物性食物包括谷类、豆类。

谷类含蛋白质8％左右，是我国居民膳食蛋白质的主要来源。

豆类含蛋白质丰富，特别是大豆中含35％～40％的蛋白质。

动物性食物包括蛋类、乳类、肉类等。蛋类含蛋白质11％～14％，乳类含蛋白质3％～3.5％，肉类含蛋白质15％～22％。

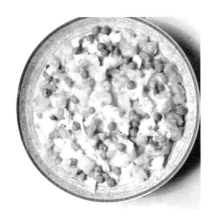

鸡蛋炒虾仁

食材

鸡蛋2个，鲜虾仁100克，豌豆适量，精盐、豆油、米酒适量。

制作

❶ 将鸡蛋去壳打入汤碗内。鲜虾去壳取仁洗净，豌豆与鸡蛋拌均匀。

❷ 锅烧热入豆油，油热后放入鸡蛋、虾仁、豌豆，米酒，炒两分钟左右，加入少许盐、炒匀即可。

营养解说

虾肉的味道鲜美，营养丰富，其蛋白质含量在16%左右；鸡蛋的蛋白质在13%左右，都是优质蛋白质的良好来源。

银杏烩豆腐

食材

豆腐1盒，银杏75克，枸杞、清汤、精盐、湿淀粉各适量。

制作

❶ 将银杏去皮泡透；豆腐切块，焯水。

❷ 锅内加清汤，放入豆腐、银杏、枸杞，加盐烧至入味，用淀粉勾芡即成。

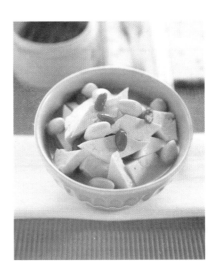

营养解说

豆腐中含有丰富的优质蛋白质、维生素和矿物质，物美价廉，应经常吃。

脂肪：我也是你的必需

健康的饮食不应拒绝脂肪

每个时代都有自己的流行与风尚，唐代女子以胖为美，看看那时的仕女图就知道了。时下的女子则以骨感为荣。不过，这种风尚未必就是健康的，我们形容美女，常用到肤如凝脂等词，如果减肥真把脂肪给减没了，恐怕只能落得个面黄肌瘦的结局。因为脂肪恰恰是塑造女人身材的最重要的材料之一，有了它，女人才会拥有美妙的线条、光滑饱满的皮肤，才能美丽并健康着。

碳水化合物、脂肪、蛋白质被称为三大供能营养素，是人体的三大能量库。同样重量的三种营养素，以脂肪产生的能量最多，差不多是碳水化合物和蛋白质的两倍，可以说是人体内浓缩的"燃料"。

我们通常把脂肪的作用和能量联系在一起。其实，脂肪的作用不仅仅是提供能量，还有保护脏器的作用，有了脂肪的存在，既可以减少脏器之间的摩擦和震荡，又能在臀部和足部形成脂肪垫，这层脂肪垫非常柔软，富有弹性，类似于垫子的作用，可以起到缓冲减震的作用。

脂肪，还有保温作用。皮下的脂肪，可以减少体内能量的散失，发挥维持体温的作用。

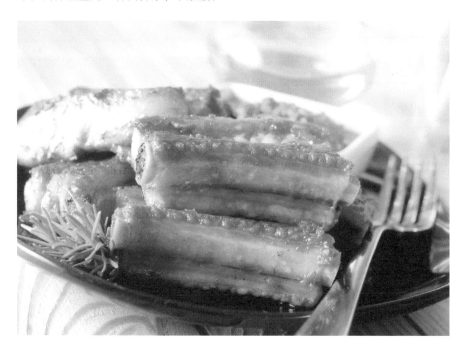

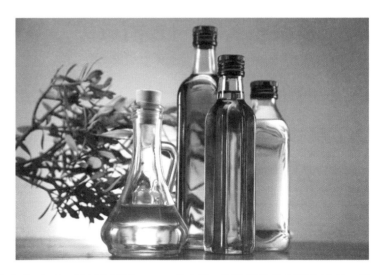

脂肪虽然重要，但也不是越多越好。20世纪80年代改革开放以来，我国经济迅速发展，人民生活水平不断提高，食品供应日益丰富，人们想吃什么就能买到什么，很多家庭在烹调时往往用油无节制或过量用油。调查发现，近30多年来，我国城乡居民食用油的消费量增加了20克以上，目前平均每人每天烹调油消费量达到40多克，已经大大超过《中国居民膳食指南》中25～30克的建议量。

食用油也需要多样化

常见的油主要有两种，动物性油脂，包括猪油、牛油或羊油等；经常食用的植物性油脂有花生油、大豆油、菜籽油、芝麻油，近年来又有玉米油、橄榄油、葵花籽油等。

动物性和植物性油脂中所含的脂肪酸的种类不同，对健康的影响也不同。

一般来讲，脂肪酸的饱和程度越高、碳链越长，熔点也越高。动物脂肪中含饱和脂肪酸多，常温下呈固态，如猪、牛、羊油等，少数植物油如椰子油、棕榈油等中也含有饱和脂肪酸。饱和脂肪酸含有较多的胆固醇，摄入量过多会导致血胆固醇、甘油三酯及低密度脂蛋白胆固醇的升高。因此，动物油脂肪中饱和脂肪酸和胆固醇含量高应少吃。

植物脂肪中不饱和脂肪酸较多，常温下呈液态，如大豆油。不饱和脂肪酸主要包括单不饱和脂肪酸和多不饱和脂肪酸，都对人体的健康有益处。人体所需要的必需脂肪酸，就是多不饱和脂肪酸，可以合成DHA和EPA，DHA和EPA可以提高儿童学习技能，增强记忆。另外，不饱和脂肪酸在体内具有降低血脂、改善血液循环、抑制血小板聚集、阻抑动脉粥样硬化斑块和血栓形成等功效，对心血管疾病具有良好的防治效果。

不同植物油的脂肪酸构成不同，不同的植物油的营养特点也不同。例如，橄榄油和油茶籽油的单不饱和脂肪酸含量较高，玉米油和葵花子油则富含亚油酸，大豆油则富含亚油酸和α-亚麻酸。亚油酸和α-亚麻酸具有降低血脂、胆固醇的作用。由于单一油种的脂肪酸构成不同，营养特点也不同，因此应经常更换烹调油的种类，食用多种植物油。

脂肪酸有正派，也有反派

脂肪也有"正"与"反"之分。"反派"即反式脂肪酸，因其化学结构上有一个或多个"非共轭反式双键"而得名。

反式脂肪酸有两个来源：一是天然食物，如牛、羊等的肉，乳和乳制品。二是加工来源，主要是植物油的氢化、精炼过程，食物煎炒烹炸过程中油温过高、时间过长也会产生少量反式脂肪酸。

为什么把这类脂肪归为"反派"呢？近几十年的研究表明，过多摄入反式脂肪酸，会增加心血管疾病的风险。除此之外，摄入过多的反式脂肪酸，还可能对过敏、哮喘等产生一些不利影响。正由于上述原因，世界卫生组织和联合国粮农组织才建议：尽量控制膳食中反式脂肪酸的摄入。

如何来控制呢？具体措施上，首先是做到少吃，对于那些含有反式脂肪酸的食物尽量不要食用。

反式脂肪酸常见于人造黄油、奶油蛋糕之类的西式糕点、烘烤食物，如饼干、薄脆饼、油酥饼、油炸干吃面、炸面包圈、巧克力、色拉酱、大薄煎饼、马铃薯片，以及油炸快餐食品如炸薯条、油炸土豆片、炸鸡块等食物中。这些食物都应该少吃。

另外，在超市选购食品时，尽量避免购买食品营养标签中标有植物氢化油、人造黄（奶）油、人造植物黄（奶）油、人造脂肪、氢化油、起酥油等字样的食品，才能减少反式脂肪酸对我们健康的影响。

知识小链接 什么是调和油

调和油是指根据使用需要，将两种或两种以上成品植物油调配制成符合人体使用需要的油脂。一般选用精炼花生油、大豆油、菜籽油等为主要原料，还可配有精炼过的玉米胚油、小麦胚油、米糠油、油茶籽油等特种油。从营养学角度看，调和油应根据有利于人体健康的原则，通过选择不同种类植物油，合理配比脂肪酸种类和含量。

**小食谱
大健康**

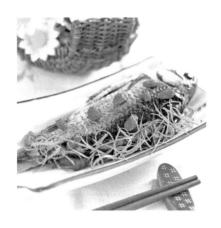

枸杞蒸鲫鱼

食材

鲫鱼1条，枸杞20克，姜丝5克，葱花、盐、料酒适量。

制作

① 将鲫鱼洗净宰杀后，用姜丝、葱花、盐、料酒等腌渍入味。

② 将泡发好的枸杞均匀地撒在鲫鱼身上。

③ 将鲫鱼上火蒸6~7分钟至熟即可。

营养解说

鱼类蛋白质含量平均在18%左右，蛋白质的氨基酸组成与人体需要接近，利用率较高。此外鱼肉中维生素A、维生素D、维生素E，维生素B_2和烟酸等的含量也较高，硒和锌的含量丰富。

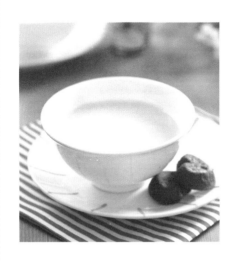

榛仁豆浆

食材

黄豆、榛仁、水、白糖。

制作

① 提前8小时左右将黄豆泡好，洗净备用。

② 将黄豆和榛仁一起放入豆浆机，加入合适水量，开机搅拌。

③ 豆浆煮好后即可饮用。

营养解说

坚果富含蛋白质和脂肪，含有多不饱和脂肪酸，是B族维生素的良好来源，对健康有益。但坚果中含的能量较高，不可过量食用。

碳水化合物：物美价廉的能源

人是铁，饭是钢，一顿不吃饿得慌

吃饭的时候，都有美女说："我不吃饭，我怕胖。"饭是没吃，却吃了不少零食，过段时间再看，该女士体重不但没有减轻，反而更重了。

为了减肥而不吃主食，是很多人最常犯的错误，因为主食含有较多的碳水化合物，而碳水化合物在体内可以产生能量，所以很多人相信，只要不吃饭，或者只吃菜不吃饭，就能起到减肥的作用。事实果真是如此吗？回答是否定的。

道理很简单，碳水化合物是能量的主要来源，缺少它就会导致人体能量不足，只能用燃烧脂肪和蛋白质的方式来补充能量。但是在缺少碳水化合物的情况下，脂肪过度氧化会产生大量的酮体，引起酮症酸中毒；食物中的蛋白质如果也被用来燃烧产能，不仅浪费蛋白质的资源，同时大量蛋白质需要肾脏进行加工处理，无疑又加重了肾脏的负担，实属得不偿失。

含碳水化合物较多的食物，如粮谷类，除了富含碳水化合物之外，还含有膳食纤维、矿物质等营养素，限制了这些食物的摄入，也就意味着你将损失更多的营养素。

因此要减肥，不吃主食的是不可以的，重要的是控制摄入的总能量。

不吃主食不好，主食吃过量了也不好，因为过多的碳水化合物进入体内，可以引起血糖升高。所以对于一般的成年人，一天大致上吃够300~500克主食就可以了。这是一个参考量，每个人的情况不一样，需要具体问题具体分析，比如说你是一个重体力劳动者，每天吃750克主食，也是正常的；而如果你的工作是一动不动，活动量很小的工作，300克以下也是正常的。

碳水化合物与糖有何区别

要问糖和碳水化合物这两个概念有何区别，不是专业人士，一般很难搞得清楚。碳水化合物亦称糖类，是一个大家族。根据分子组成的复杂程度，可以分为糖、寡糖、多糖和糖缀合物。糖是指聚合度为1~2的碳水化合物，包括单糖和双糖，也常用来表示纯蔗糖；单糖是不能水解的最简单的碳水化合物。食物中最常见的单糖是葡萄糖和果糖。双糖又称"二糖"，最重要的双糖是蔗糖、麦芽糖和乳糖。

我们常见的食物里边，蔗糖属于双糖，葡萄糖、水果所含的果糖属于单糖，而米面里边的淀粉，就属于多糖了。

无论是哪一种糖，都可以称之为碳水化合物，都能给人体提供能量。

美国科学家曾做过这样一个有趣的实验，让部分小学生在饭后吃一些巧克力，部分小学生则什么也不吃，结果在下午上1~2节课的时候，吃巧克力的人里面，100人中仅有一两个打瞌睡。而没有吃巧克力的人，却有十一二个都在打瞌睡。此外，他们对数百名驾驶员实验也证实了这一点，当驾驶员们每天下午2点准时吃些巧克力、甜点心或者甜饮料后，车祸比不吃要少得多。所以，碳水化合物是人体供能物质，这一点毋庸置疑。不过需要注意的是，由于不同的糖有不同的特点，所以尽管它们都属于碳水化合物，但是在食用具体食物的时候，却是不能一视同仁的。

比如葡萄糖等单糖，吸收非常快，能够快速为人体补充能量，这类糖对急需补充能量的病人来说是非常适宜的。

但是，由于单糖能够很快被人体吸收，进入人体后血糖水平会迅速升高。人的血糖水平，过高了不好，过低了也不好，如果长期吃单糖的话，体内的血糖就会长期处于高水平，最终可能引起糖尿病或者其他代谢类疾病。

絮絮叨叨说了一大堆，怎么吃糖才健康呢？答案很简单，就是吃完整未加工、没有精制的食物。这些食物中含膳食纤维丰富，人体吸收比较慢，所以血糖生成指数偏低。它们通常是初级食物，没有进行加工处理。糙米比精米好，新鲜果汁比瓶装果汁好，土豆比薯条好。知道这一点，就能让碳水化合物更好地为我们的健康服务。

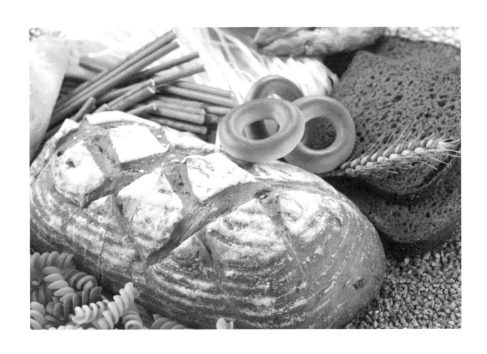

小食谱
大健康

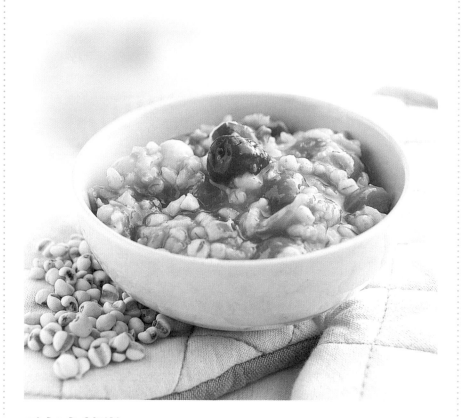

元气杂粮粥

食材

芡实、薏仁、莲子、红枣、桂圆各8克，大米120克，凉开水1000毫升。

制作

❶ 将全部材料洗净，放入锅中。

❷ 加入凉开水，一起熬成粥。

营养解说

杂粮通常是指水稻、小麦、玉米、大豆和薯类五大作物以外的粮豆作物。主要有：高粱、谷子、荞麦（甜荞、苦荞）、燕麦（莜麦）、大麦、糜子、黍子、薏仁、芸豆、绿豆、红小豆、蚕豆、豌豆、黑豆等。

每100克食物(可食部分)碳水化合物含量及提供的能量

食物	碳水化合物（克）	能量（千焦耳）
小麦	75.2	1416
大米	77.9	1452
玉米	73.0	1457
大豆	34.2	1631
土豆	17.2	323
香蕉	22.0	389

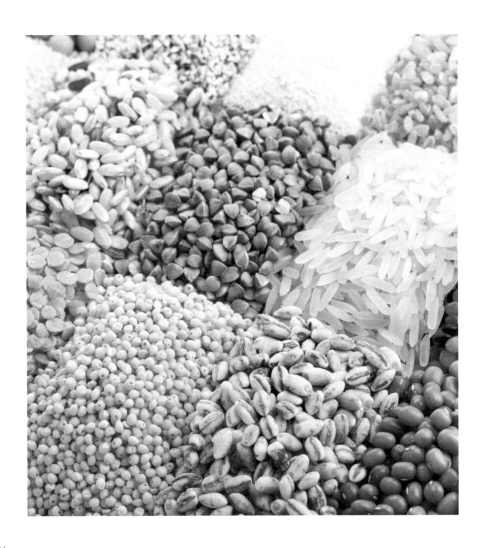

维生素：维护生命的要素

神通广大的维生素

稍微留意一下不难发现，许多人的桌子上，会或多或少地放着维生素补充剂。尤其是一些中老年朋友，还有一些白领人士，不知道从什么时候开始，吃维生素补充剂已经成为他们追求健康的一个手段。在繁重的工作中，保持一个良好的状态，好像就靠这些维生素补充剂了。维生素真有那么神奇吗？

维生素是维持人体正常生理功能所必需的一类有机化合物，机体所需量极少。但由于维生素在人体内不能合成或合成不足，必须通过一日三餐来获取。如果日常膳食中维生素摄入不足时，就会出现维生素不足或缺乏，从而影响生长发育和健康。

维生素是维护生命和健康的重要元素，虽然人体需要的量少，但其作用却是十分重要的，一旦人体摄入不足，轻则引起缺乏症，严重者甚至会危及生命。这不是危言耸听，维生素的发现，可以说是用生命换来的。

16世纪，意大利航海家哥伦布带领船队在大西洋上乘风破浪，远航探险途中，船员们中十几人得了"海上凶神"这种疾病，但是在荒岛上他们靠吃野果却奇迹般地起死回生了。经过研究，人们发现野果子和其他一些水果、蔬菜都含有一种名叫维生素C的物质，正是维生素C救了那些船员们的生命。

缺乏维生素时的各种表现

古代的航海家们，曾用他们的航海生活来告诉我们维生素严重缺乏时有多可怕。他们大多数人都好像受了诅咒一样，不同程度地出现了牙齿松动、牙龈溃烂、皮肤干燥、皮下淤斑、感冒、贫血、神疲力乏……而至死亡，这类病症被人们称之为坏血病。导致坏血病的原因，就是缺乏维生素C。

1519年，葡萄牙航海家麦哲伦率领的远洋船队从南美洲东岸向太平洋进发。三个月后，有的船员牙床破了，有的船员流鼻血，有的船员浑身无力，待船到达目的地时，原来的200多人，活下来的只有35人。与此类似的事件还有：1880年，日本海军脚气病蔓延，几乎丧失了战斗力。种种表现都有一个共同的原因，那就是维生素缺乏。

维生素缺乏所导致的疾病，主要有以下几种情况：

缺乏维生素B_1时，人容易出现健忘、不安、易怒、抑郁、周围神经炎、心血管功能不足、浮肿、小腿间歇性酸痛、脚气病等。

缺乏维生素B_2时，可引起口角炎、舌炎、唇炎、阴囊炎、眼睑炎等各种皮肤黏膜疾病。

维生素B_6是多种酶的辅酶，参与多种氨基酸代谢。缺乏时虚弱、失眠、唇干裂、口炎、脂溢性皮炎。

缺乏维生素B_{12}时，会出现手掌、前臂、下肢有时对称性色素沉着，恶性贫血，出汗障碍及指甲营养不良等病症。

缺乏维生素C，会出现伤口不易愈合、乏力、精神抑郁、厌食、贫血、虚弱、牙龈出血等不适。

总之，维生素正如同它的名字一样，是维持生命的要素。

从食物中获取维生素

那么，怎么来获取这类营养素呢？

食物是最好的来源，如果膳食安排得当，一般是不会缺乏维生素的。目前，我国人群中维生素A、维生素D和维生素B_2摄入不足，这是由于膳食结构不合理引起的。在日常饮食中要吃多种多样的食物，以获得充足的维生素。

从食物中获取维生素是非常方便的，如维生素A可从金针菜、韭菜、胡萝卜、菠菜中获得；维生素B_1从动物内脏、瘦肉中获得；维生素B_2可从动物肝脏、奶类、蛋类、豆类和绿叶蔬菜获得；维生素B_{12}则多来源于动物性食品，如肝脏、蛋黄、肉类、贝壳类等；而要获取维生素C，必然少不了各种水果，如山楂、鲜枣、橘子、橙子、柠檬等，除了水果，新鲜绿叶菜也是维生素C的良好食物来源。

人体所需维生素一览

维生素	功用	每日需要量
A	保护眼睛，保护全身上皮组织，促进生长发育和维持生殖功能，抵抗各种感染	700～800RAE
B_1	预防神经炎，调节碳水化合物代谢	成人1.2～1.4毫克
B_2	防止皮炎，口部以及眼部症状，抗氧化	1.2～1.6毫克
B_6	预防烦躁不安以及贫血，预防皮炎，增强抵抗力	成人1.4～1.6毫克
B_{12}	生血作用，预防高同型半胱氨酸血症	成人2.4毫克
C	抗坏血病，解毒，提高免疫力，抗氧化	成人100毫克
D	抗佝偻病，体内免疫调节	成人，儿童，孕妇10微克；老人15微克
K	防止出血症状，参与骨代谢，保护心血管	成人80微克，儿童75微克，孕妇85微克
烟酸	防止腹泻，皮炎以及神经炎	4～20毫克

经常晒太阳身体才健康

英国《卫报》上曾刊登了一个消息，说是有两个人经过研究提出了"莫扎特的死因新说"：缺晒！就是缺乏晒太阳！

大家知道，莫扎特是"音乐神童"，可惜英年早逝，35岁就驾鹤西去了，但人们并不知道他的死因。多年来一些人对他的死因进行研究、推断。最近，斯特凡·皮尔茨和威廉·格兰特在一家学术杂志上发表了"缺乏维生素D导致莫扎特死亡"的文章。文章指出，莫扎特生活的奥地利是欧洲日照最少的国家之一。莫扎特每天日夜颠倒，待在屋里埋头写曲，几乎很少有见阳光的机会。由于缺乏光照，他的体内不能合成维生素D，这使得莫扎特无法抵御疾病的侵袭。他生前曾患肾病、天花、伤寒、扁桃体炎及咽喉炎等疾病，饱受疾病之苦。研究者指出："几乎每种疾病都与维生素D缺乏有直接关联，如果当年莫扎特能注意到这点，多晒晒太阳，他的创作一定可以多出一倍。"

人体所需要的营养素包括蛋白质、碳水化合物、脂肪、维生素、矿物质和水等一共40多种，其中维生素是维护生命和健康所必需的一类营养素。维生素分为脂溶性和水溶性两类，脂溶性维生素能溶解于脂肪，包括维生素A、维生素D、维生素E、维生素K。水溶性维生素包括B族维生素、维生素C、叶酸等。

维生素D是脂溶性维生素的一种。它

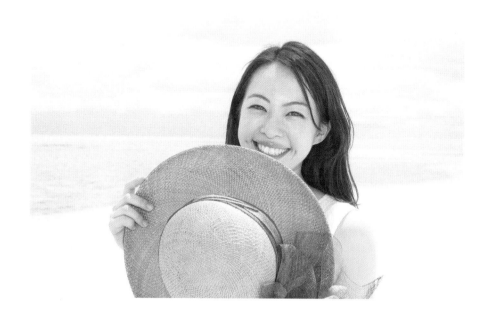

最重要的作用是促进钙、磷的吸收，维持血液中有充足的钙和磷以满足骨骼结构的生成需要，还可以调节免疫功能等很多生理功能。近年来，维生素D对抗慢性疾病的作用成为研究热点。最新研究发现，维生素D缺乏可能和很多疾病有关系，包括癌症、糖尿病、中风、心脏病、硬化症、结核病、骨质疏松以及呼吸道感染等。如果维生素D缺乏，就会增加这些疾病发生的危险。

维生素D缺乏会导致钙、磷的吸收减少，影响骨钙化，影响骨骼和牙齿健康。婴儿缺乏维生素D会引起佝偻病；成人，尤其是孕妇、乳母和老人，缺乏维生素D可发生骨质软化症和骨质疏松症。

判断一个人是不是缺乏维生素D，需要通过抽血检验。调查研究发现，北京市郊区儿童维生素D不足率达68.5%。我国中老年人群中维生素D缺乏和不足的比例分别是69.2%和24.4%。因此，要关注自己和家人维生素D的营养状况。

人体所需要的维生素D有两个来源，一是从食物中直接得到，但在一般食物中含量都比较低。动物性食物是维生素D的主要来源，如鱼肝油、肝、蛋黄、奶油和奶酪，蔬菜和谷物中几乎不含维生素D。另一个来源是内源性，可以通过阳光（紫外线）照射人体皮肤产生。维生素D的前身叫7-脱氢胆固醇，是没有活性的，通过晒太阳，阳光中紫外线可以把皮肤内的胆固醇转变为维生素D_3。通过以上两种途径获得的维生素D_3进入血液，在肝脏和肾脏内转变成有活性的维生素D_3。

由于阳光照射可以帮助我们的身体合成维生素D，因此，晒太阳是我们得到活性维生素D的一个物美价廉、简便易行的方法，何乐而不晒呢？但是，由于不少女性以白为美，怕见阳光。不是打伞遮挡阳光，就是抹上一层防晒霜阻挡阳光。这样长期下去，会影响到体内维生素D的合成，给自己的健康带来负面影响。

每天应该在户外活动1小时以上，每天接受阳光的照射半个小时到一小时。春天从太阳出山到落山，每个时间段都可以。夏天可以在上午6～9点，下午在6～8点。冬季天气寒冷，日照时间较短，更应该多让太阳晒晒。天气好的情况下，上午11～下午3点多出去晒太阳。特别是在纬度较高的北方地区更应该注意多晒太阳。晒太阳时要注意让皮肤直接沐浴到温暖的阳光！包得严严实实的，是享受不到阳光中的紫外线的，身体内的维生素D就没有机会激活，晒了也白晒！

维生素发现史

公元前3500年：古埃及人发现能防治夜盲症的物质，也就是后来的维生素A。

1600年：医生鼓励以多吃动物肝脏来治夜盲症。

1747年：苏格兰医生林德发现柠檬能治坏血病，也就是后来的维生素C。

1831年：发现胡萝卜素。

1911年：波兰化学家丰克为维生素命名。

1915年：发现糙皮病是由于缺乏某种维生素而造成的。

1916年：B族维生素被分离出来。

1917年：英国医生发现鱼肝油可治愈佝偻病，随后断定这种病是缺乏维生素D引起的。

1920年：发现人体可将胡萝卜转化为维生素A。

1922年：发现维生素E。

1928年：分离提取维生素E。

1933年：维生素E首次用于治疗。

1939年：提取维生素K。

1948年：从肝脏中分离提取维生素B_{12}。

1970年：维生素C被用于治疗感冒。

1993年：哈佛大学发表维生素E与心脏病关系的研究结果。

**小食谱
大健康**

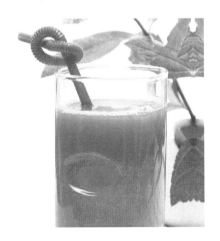

番石榴胡萝卜汁

食材

番石榴1/2个，胡萝卜100克，柚子80克，柠檬1个。

制作

① 将胡萝卜洗净、切块，番石榴洗净、切块，剥掉柚子的皮。

② 将番石榴、柚子、胡萝卜、柠檬放入榨汁机中，搅打成汁即可。

重点提示

番石榴籽最好去掉，不要用来榨汁。

营养解说

胡萝卜中含有丰富的胡萝卜素，在体内可转化为维生素A，番石榴中的维生素C含量很高，经常食用，可以增强机体抗病能力。

丝瓜猪肝汤

食材

丝瓜300克，猪肝100克，生姜3片，料酒、淀粉、盐各适量。

制作

① 将丝瓜削去皮，洗净，切块；生姜洗净，切片。

② 将猪肝切片，用清水浸泡5分钟，洗净，沥干水分，加适量料酒、淀粉拌匀，腌5分钟。

③ 起油锅，下姜片、丝瓜略爆，加适量清水，煮开后放入猪肝煮至熟，加盐调味即可。

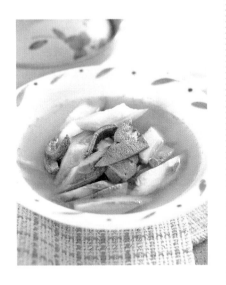

营养解说

维生素A缺乏易导致干眼病及皮肤干燥。动物肝脏是维生素A最好的来源之一，其中还含有铁，可以预防缺铁性贫血的发生。

矿物质：健康不可缺

不可或缺的矿物质

矿物质是构成人体组织的重要材料，是人体不可缺少的营养素。根据它们在体内含量的多少，又将它们分为常量元素和微量元素。常量元素在体内含量较多，矿物质总量的60%～80%，包括钙、磷、镁、钾、钠、氯、硫；其他元素如铁、铜、碘、锌、硒等在体内含量极少，被称为微量元素。

这些矿物质的作用，就好比支撑高楼大厦的钢筋一样。如果把钢筋抽了，大楼也就坍塌了。所以矿物质对于人体的作用，犹如骨架一样也不能缺少。虽然矿物质在我们的身体中仅占很小部分，但只有当各种矿物质保持平衡的时候，人体才是健康的。一旦缺乏某一类矿物质时，健康就会出现问题。

矿物质的作用

不同的矿物质在体内发挥的作用不同。拿大家最熟悉的钙来说，它是人体骨骼的支架，钙质不足的人，由于骨骼缺乏必需的营养，就会增加骨质疏松、骨折等风险。另外一种重要的矿物质是铁，"铁老大"在体内有什么作用呢？据国外有关资料报告：面带微笑、目光灵活而有神的人，血液中的铁质含量肯定正常；而表情严肃甚至呆板、目光呆滞的，微笑次数较少的人，绝大多数血液中缺铁。贫血的人，工作效率、学习能力，甚至抗病能力、抵抗力等，都比常人要弱得多；碘缺乏在成年人可以引起甲状腺肿，在胎宝宝、新生儿中可引起呆小病；锌缺乏会影响生长发育、食欲，影响儿童少年正常性的发育等。总之，尽管矿物质在人体内含量并不多，但却是非常关键的营养素，所以，在日常生活中，既要重视蛋白质、碳水化合物的摄入，也要关注矿物质的摄取。矿物质还有一大特点，就是不能在人体合成，也就是说，矿物质必须通过饮食来获取。例如，奶类和奶制品中含有丰富的钙等，补钙可经常吃些牛奶或奶制品；动物的肝、血和肉类中有丰富的铁、锌、铜、钴等元素；海产品中有碘、锌，而坚果是多种矿物质的良好来源。

铁：女性要特别关注的营养素

铁是人体必需的营养素

铁是人体必需的微量元素之一。科学家们早在1932年就已确认了铁参与血红蛋白的合成，基本上清楚了铁在人体中的作用。机体中主要的含铁化学集团为铁-硫复合物和血红素铁，以它们为基础，构成许多具有生物活性的功能蛋白，发挥相应的生理功能。

1. 铁是血红蛋白、肌红蛋白、细胞色素以及某些呼吸酶的组成成分，参与体内氧的运送和组织呼吸过程。

2. 维持正常的造血功能。

3. 铁硫蛋白参与一系列的基本生化反应，包括调节酶活性，线粒体呼吸作用、核糖体生物合成、辅助因子生物合成，基因表达调节和核苷酸代谢。

4. 其他功能。铁可催化ß-胡萝卜素转化为维生素A，参与嘌呤与胶原的合成、抗体的产生。脂类在血液中的转运以及药物在肝的解毒等。

我们每天需要多少铁

铁的需要量除了与铁的丢失量有关外，还有铁的吸收率和个体差异有关。

1. 吸收率。铁的吸收率受膳食中多种因子的影响，还与机体的铁营养状况、膳食铁的摄入量及膳食中血红素铁和非血红素铁的构成比例等均密切相关。一般来说，成年人的吸收率大约在10%，孕早期阶段的铁吸收率与非孕期妇女接近，孕中期和孕晚期的铁吸收率比早期增加1～3倍，在25%左右。

2. 每个个体之间对铁需要量也存在一定的差异。人体需要40多种营养素，对于绝大多数营养素来说，男性的需要量都比女性多，唯独铁的需要是女性高于男性。

对于11岁以下的儿童来说，铁的需要量是不分性别的，分别是：1～3岁儿童铁的推荐摄入量为每天9毫克。

4～6岁儿童铁的推荐摄入量为每天10毫克。

7～10岁儿童铁的推荐摄入量为每天13毫克。

铁对女性健康更加重要

11岁以后，随着青春期的来临，由于铁的丢失增加，女性对铁的需要量明显高于男性。

11～13岁女性铁的推荐摄入量为每天18毫克，男性为15毫克。

14～17岁女性铁的推荐摄入量为每天18毫克，男性为16毫克。

到成年阶段，18～49岁女性铁的推荐摄入量为每天20毫克，男性为12毫克。50岁以上女性对铁的需要减少，推荐摄入量每天12毫克。

怀孕、哺乳中的女性不仅要满足自身对铁的需要，还有为孩子提供足够的铁，因此，对铁的需要量量更多：

孕中期女性铁的推荐摄入量每天再增加4毫克，孕晚期每天需要再增加9毫克。

乳母铁的推荐摄入量每天再增加4毫克。

铁去哪啦

体内铁的丢失主要包括以下几个部分。

1. 基本铁丢失，通过粪便、汗液、皮肤和尿液等的铁丢失。

2. 月经铁丢失。年龄、结婚与否、产次、月经初潮年龄、周期长短等对经血量均无明显影响。每个女性初潮后其月经规律一旦形成，在绝经期前，每次经期的失血量变化不大，平均每天失血损失铁约为0.65毫克。

3. 生长期铁的蓄积。幼儿及青春期少年随着生长发育可使铁在体内蓄积，包括血红蛋白中的铁蓄积，非储存性组织中铁的增加及储存铁的增加。特别是生长加速期，女孩在月经初潮前生长加快，月经来潮后生长还在继续。因此铁需要量很大。

4. 特殊生理状况。如孕期、哺乳阶段，会由于胎儿的生长及乳汁的分泌，也会增加铁的丢失。

常见食物中铁的含量[（毫克/（100克可食部）]

食物	含量	食物	含量	食物	含量
黑木耳（干）	97.4	香菇（干）	10.5	香大米	5.1
紫菜（干）	54.9	荞麦（带皮）	10.1	蒜薹	4.2
芝麻酱	50.3	葡萄干	9.1	紫红糯米	3.9
鸭血（白鸭）	30.5	猪血	8.7	羊肉（瘦）	3.9
芝麻（黑）	22.7	黄豆	8.2	毛豆	3.5
猪肝	22.6	赤小豆	7.4	牛肉	3.4
口蘑（白蘑）	19.4	山核桃	6.8	花生	3.4
扁豆	19.2	虾皮	6.7	鹌鹑蛋	3.2
豆腐皮	13.9	鸡蛋黄	6.5	芥菜（雪里蕻）	3.2
海参	13.2	猪肾	6.1	菠菜	2.9
虾米	11.0	小米	5.1	枣（干）	2.3

缺铁：记忆力、体能都会打折

谁都希望自己精力充沛、干劲十足，但遗憾的是有的人却面色苍白，疲惫乏力，成了文弱书生的代名词。出现这些问题的常见原因之一，就是贫血。人为什么会贫血呢——缺铁。因为铁是制造血红蛋白的主要原料，一旦人体的铁质不足，机体的造血工程就会受到影响，不仅"产量不高、质量也不过硬"。这种情况，在孕妇和儿童里边表现得尤为突出。

5岁以下儿童，贫血警钟当长鸣

《中国居民营养与慢性病状况报告（2015）》指出，6岁以上居民贫血率为9.7%，6～11岁儿童和民妇贫血率分别为5.0%和17.2%。这主要是由于婴幼儿时期生长发育快，其摄入的主要食物是奶类、米粥等，膳食中铁含量低，这些因素综合起来使我国儿童少年中贫血常见。婴幼儿处于铁缺乏的高峰期。

贫血主要表现为皮肤、黏膜苍白，以嘴唇、口腔黏膜较为明显，烦躁不安，注意力不集中，不爱活动，食欲减退等。当贫血比较严重时往往会合并其他疾病，影响机体免疫力，常出现感染等症状，增加儿童的死亡率。不过很多时候，缺铁了也不会有明显的征兆，需要通过测定血红素的水平才能判定。

在喂养上，也要根据孩子的生长情况适时调整。6个月内的婴儿用纯母乳喂养，足月儿在6月后开始添加辅食，肝泥、肉末、鱼泥等。

对于幼儿期的孩子，或者是孕期妇女。最简单且行之有效的补铁方法，是食"补"。含铁丰富也最容易吸收的食物包括猪肝、牛肝、羊肝，以及猪血、鸭血等。豆制品和芝麻、蘑菇、木耳、海带、紫菜、桂圆等也含有丰富的铁，应该经常食用一些。如果缺铁比较严重，则需要给予铁剂进行治疗。

铁缺乏的危害

1. 婴儿期的铁缺乏可以导致不可逆的神经发育损失。

2. 2岁以下儿童的铁缺乏可以损害认知能力。

3. 儿童少年铁缺乏会影响正常的生长发育，容易生病，学习能力降低。

4. 铁缺乏可以引起疲劳、乏力、头晕、心悸、工作能力下降。

5. 长期的铁缺乏降低身体耐力和运动能力。

6. 铁缺乏导致机体免疫功能受损，抗感染能力下降。

7. 怀孕早期铁缺乏与早产、低出生体重儿、胎儿死亡有关，还会增加围产期母亲的死亡率。

**小食谱
大健康**

黑木耳炒肉

食材

五花肉200克，黑木耳150克，红椒20克，姜、蒜各5克，蒜苗10克，酱油、醋、水淀粉各适量。

制作

① 五花肉洗净，切片；黑木耳泡发洗净，切块。

② 红椒去蒂洗净，切段；姜、蒜均去皮洗净，切末；蒜苗洗净，切段。

③ 油锅烧热，下肉片炒至变色后盛起。锅中倒入黑木耳、红椒、蒜苗、姜、蒜

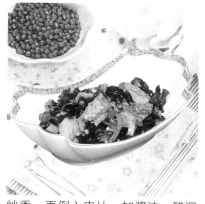

炒香，再倒入肉片，加酱油、醋调味，炒熟后用水淀粉勾芡即可。

营养解说

每100克干黑木耳中含蛋白质10.6克、脂肪0.2克、碳水化合物65.5克、膳食纤维7.0 克、还含有丰富的钙、铁等矿物质，以及维生素。

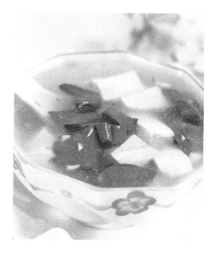

猪血豆腐

食材

豆腐150克，猪血150克，红椒1个，葱20克，生姜5克。

制作

① 豆腐、猪血切成小块，辣椒、生姜切片。

② 锅中加水烧开，下入猪血、豆腐氽水后捞出；将葱、姜、辣椒片下入油锅中爆香。

③ 下入猪血、豆腐稍炒，加入清水焖熟，调味即可。

营养解说

猪血中含铁丰富且易吸收，是补铁的最佳食物之一。

钙：骨骼健康的基础

钙的作用

钙是一种矿物质。相对于其他矿物质来说，钙在人体的含量最多，约有1200克，其中99%形成骨骼和牙齿，1%存在于血液、软组织中。所以钙的作用，相当于人体的支架。除此之外，血液凝固需要钙，激活体内部分酶需要钙质，调节心脏神经活动需要钙，维持肌肉紧张力也需要钙。

哪些人群容易缺钙

容易缺钙的人群，主要有孕妇及哺乳期女性，儿童和老人。

从妊娠4个月开始，胎宝宝需要钙增多，如果孕妇不注意钙的摄入或补充，骨钙将丢失8~10%。

处于生长发育期的儿童及青少年，对钙的需求量也比较高，当钙的摄入量不能满足其生长发育的要求时，就会出现钙缺乏症。婴幼儿缺钙时常伴有蛋白质和维生素D缺乏，可引起生长迟缓、软骨结构异常、骨钙化不良、骨骼变形，发生佝偻病、牙齿发育不良，易患龋齿。

人过中年后，骨骼中钙排出增多，吸收减少。到了老年阶段，再加上老年人自身代谢能力减弱，胃肠吸收能力低，钙摄入量要比青年人多一些。所以老年人更需要注意钙的摄入和补充。

6个月以内的婴儿不需要额外补钙

有些父母怕孩子得佝偻病，即便几个月大的孩子，也想法设法给他们吃钙

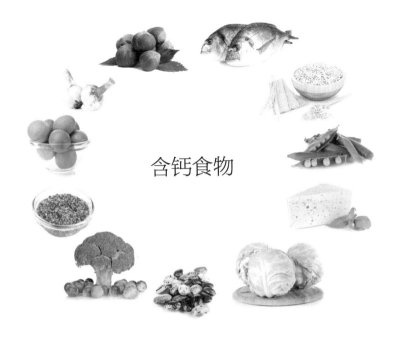

含钙食物

片，这实际上是不需要的。孩子患佝偻病的原因不只是因为缺钙，同时还缺乏维生素D。维生素D能增加肠道对钙、磷的吸收，小儿在缺维生素D时，使小儿发生骨化不全等一系列佝偻症状。母乳中含的营养齐全、比例合理，并且含有多种免疫活性物质。纯母乳喂养能满足6个月以内婴儿所需要的全部液体、能量和营养素。因此，正常足月的孩子出生后的头六个月不用额外补充钙。

补钙，食物是首选

受各种因素的影响，一提到补钙，人们就想到买钙片，或者补钙口服液，认为这些产品才能迅速补钙，实际通过饮食补钙才是有效、经济、安全的途径。

在常见的食物中，奶和奶制品是补钙的最好食物来源，从孕中期开始，每天至少应该喝250毫升的牛奶或相当量的奶制品及补充300毫克的钙，或喝450~500毫升的低脂牛奶，以满足身体内钙质的需要。另外，海产品，坚果类，豆类、绿色蔬菜也是钙的主要食物来源。在喝牛奶的基础上，也可多食用上述食材做成的菜肴。

不同年龄段钙摄入量参考

组别	适宜摄入量（毫克/天）	可耐受最高摄入量（毫克/天）
0~0.5岁	200	1000
0.5~1岁	250	1500
1~4岁	600	1500
4~7岁	800	2000
7~11岁	1000	2000
11~14岁	1200	2000
14~18岁	1000	2000
18~50岁	800	2000
50~65岁	1000	2000
65~80岁	1000	2000
>80岁	1000	2000

不同食物的含钙量

食物名称 （以100克可食部计）	含钙量 （毫克/100克）	食物名称 （以100克可食部计）	含钙量 （毫克/100克）
煮鸡蛋	35	腊肉	293
红皮鸡蛋	44	虾酱	308
酸奶（果粒）	61	雪里红	348
小枣（干）	62	豆腐干	352
花生	79	无花果（干）	363
虾皮	81	黄豆（生）	419
北豆腐	105	带鱼（切段）	431
开心果（熟）	108	草鱼（熏制）	448
葵花籽（熟）	112	豆腐	488
南豆腐	113	低脂奶酪	622
奶粉	118	凤尾鱼（熟）	665
鹰嘴豆	150	硬质干酪	731
酸奶（调味）	160	油菜	741
杏仁（熟，去壳）	174	牛奶	769
豆腐皮	239	乳鸽	866

知识小链接　营养素摄入多少合适

　　膳食营养素参考摄入量：是为了保证人体合理摄入营养素，避免缺乏和过量，在推荐膳食营养素供给量的基础上发展起来的每日平均膳食营养素摄入量的一组参考值。

　　适宜摄入量：是通过观察或实验获得的健康群体某种营养素的摄入量。

　　可耐受最高摄入量：是指平均每日摄入营养素的最高限量。

　　预防非传染性慢性病的建议摄入量：是以非传染性慢性病的一级预防为目标，提出的必需营养素的每日摄入量。

**小食谱
大健康**

南瓜虾皮汤

食材

南瓜400克，虾皮20克，食用油、葱花、汤各适量。

制作

① 南瓜洗净，切块。

② 食油爆锅后，放入南瓜块稍炒。

③ 加葱花、虾皮，再炒片刻。

④ 添水煮成汤，即可吃瓜喝汤。

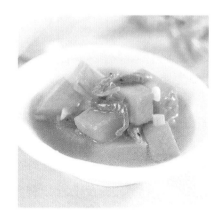

营养解说

虾皮中含有丰富的矿物质，尤其是钙的含量很高。但需要注意，虾皮较咸，用时要酌情减少用盐量。

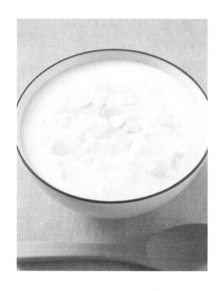

奶香杏仁粥

食材

鲜奶350毫升，大米90克，杏仁片35克，凉开水800毫升。

调味料

冰糖1小匙

制作

① 取锅放入洗好的大米和凉开水至沸腾，再转小火熬成粥。

② 拌入压碎的杏仁片，沸后再煮5分钟。

③ 放入冰糖调味，熄火后倒入鲜奶拌匀即可。

营养解说

牛奶含有丰富的钙，杏仁中也会有丰富的矿物质。

锌：体智发育的保证

缺锌影响孩子的生长发育

缺锌确实能够影响人正常体格和智力的生长发育。如在国外部分地区，有些人长得特别矮小，他们的智力低下，抵抗力也很低，医生们经过研究发现，这些患上"小人症"的人，主要由于缺乏锌所致。

虽然锌在人体中的含量很少，只有1.5~2.5克，但是它起着非常重要的作用，首先，它能够影响人体体格和智力正常的生长发育。锌参与很多的酶组成参与生命活动，一旦锌缺乏，自然会影响生长发育，而出现"小人症"了。

这些地方的人之所以会患"小人症"，是因为当地土壤中含锌量缺少，而谷物中却又含有较多的植酸。植酸和锌结合成难以溶解的复合物，影响了锌的吸收，从而导致了锌缺乏，让这些人变得又矮又小。

缺锌不仅会影响孩子体格的正常发育，对智力、免疫力上都有一定的影响。如缺锌的孩子，患糖尿病、心血管疾病的几率要比普通孩子高出很多，发生癌症的机会甚至达正常儿童的10倍左右。如果孕妇缺锌，则会造成胎宝宝畸形。由此不难看出，锌对人体有多重要了，所以一旦人体缺锌之后，一定要通过各种途径给身体补充足够的锌。

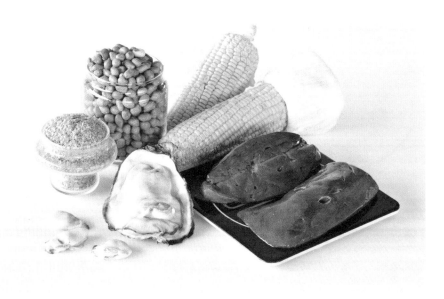

生活中常见的含锌食物

缺锌的表现

锌与味觉有一定的关系。缺锌会影响食欲，造成偏食、厌食或吃一些不是食物的东西，如土块等；

由于锌能够影响发育，所以身材矮小、体重不足是缺锌的另一个表现；

人体在缺锌的情况下，胶原蛋白的合成在减速，伤口的愈合就很慢。所以如果有经久不愈的外伤，就要考虑是否为缺锌所致。

补锌应该这样补

一般人每天需要15毫克左右的锌。食物是最好的补锌的来源，如海产品的中蛤贝类，含锌量非常高，可通过吃一些贝类食物来补锌，另外猪、牛、羊肉，每千克的锌含量为20~60毫克，蛋类为每千克13~25毫克，豆类与谷类为每千克15~20毫克，花生、核桃、葵花籽、蘑菇中也都含有锌。只要合理搭配，通过一日三餐能摄取足够的锌。

锌缺乏的表现

体征	表现
味觉障碍	偏食，厌食或异食
生长发育不良	矮小，瘦弱
胃肠道疾患	腹泻
皮肤疾患	皮肤干燥，炎症，疱疹、皮疹，伤口愈合不良，反复性口腔溃疡
免疫力减退	反复感染，感冒次数多
性发育或功能障碍	男性不育
认知行为改变	认知能力不良，精神萎靡，精神发育迟缓
胎宝宝发育异常	发育迟缓、畸形、早产、流产，出生体重低

小食谱
大健康

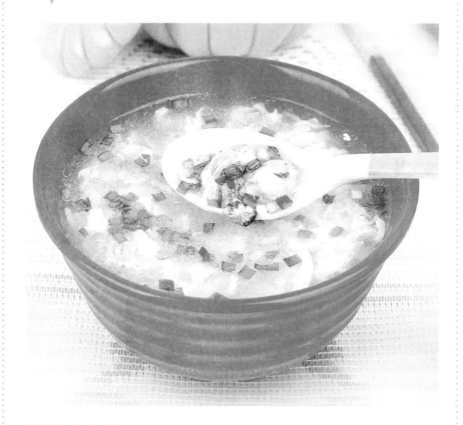

牡蛎豆腐汤

食材

牡蛎肉、豆腐各100克，鸡蛋1个，韭菜50克，盐、葱段、香油、高汤各适量。

制作

① 将牡蛎肉洗净泥沙；豆腐洗净切成细丝。

② 韭菜洗净切末；鸡蛋打入碗中备用。

③ 起油锅，将葱炝香，倒入高汤，下入牡蛎肉、豆腐丝，调入盐、味精煲至入味。再下入韭菜末、鸡蛋，淋入香油即可。

营养解说

牡蛎是一种蛋白质含量高、脂肪含量低的食物，牡蛎中含的锌等矿物质也比较多。

小食谱
大健康

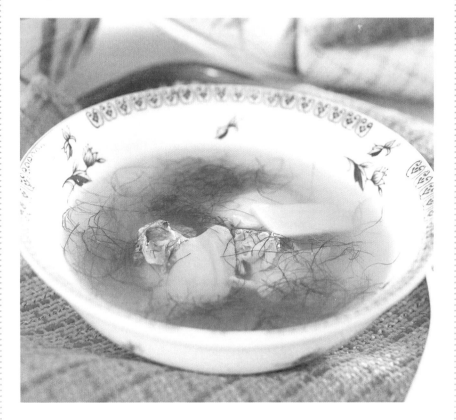

玉米须煲蚌肉

食材

玉米须50克，蚌肉150克，生姜15克，盐适量。

制作

❶ 蚌肉及玉米须洗净；生姜洗净，切片。

❷ 蚌肉、生姜和玉米须一同放入砂锅，加入适量清水，小火炖煮1小时。

❸ 最后加盐调味即成，饮汤吃肉。

营养解说

当青春期面部长粉刺或脸部有感染者，吃蚌肉，有较显著的美容效果。蚌肉中的锌参与黑色素合成，可以维护皮肤的弹性和光泽，起到一定的美容效果。

碘："加"还是"不加"

近些年，关于"碘多"与"碘少"的争论一直没有停止。为什么小小的碘会引发如此争论呢？

碘的主要作用

碘是人体必需的一种营养素。是在1813年由法国的一位学者从海藻灰中首次分离得到的，后来就命名为碘（Iodine）。碘在人体内的总量为20～50毫克，主要分布在甲状腺。甲状腺在喉结的位置，紧贴在喉结下方的气管环状软骨两旁。正常情况下，甲状腺在颈部看不到，也摸不到。

碘在体内主要被用于合成甲状腺激素，因此，它的生理作用是通过甲状腺素来实现的。甲状腺激素对人体的生长发育和物质代谢有着重要的作用，它可以促进蛋白质、脂肪和碳水化合物的合成和分解；参与维持并调节体温，保持正常的新陈代谢和生命活动；促进代谢和体格的生长发育，儿童时期若缺碘，可导致生长发育受阻；促进神经系统的发育和分化，这对于胎宝宝和婴幼儿尤其重要，若胎宝宝期和婴幼儿期缺碘，会直接损害智力发育；此外，碘还能促进机体对食物中维生素的吸收和利用，活化很多重要的酶，促进物质代谢。

碘的主要作用

我们对碘的认识，是从碘缺乏病开始的。我们所需要的碘主要来源于食物和饮水，而食物和饮水中的碘含量与植物生长，或者动物吃草所在的地理环境有关。若土壤中碘不足，植物中碘也会不足，动物摄入的碘也会不足，而人们以当地的水、植物、动物为主要食物，就会引起碘的摄入不足。一般沿海地区土壤和土质的含碘量最多，平原次之，山区往往是缺碘区。

由于碘在体内参与代谢等多种生理过程，因此，碘少了不行。就成年人而言，如果体内缺碘，初期的临床症状是甲状腺体积增大，这是因为缺碘时，甲状腺细胞就会增生，以便尽可能聚集更多的碘，在脖子形成可见的肿块，称甲状腺肿，俗称"瘿"。现在，长"瘿"的人几乎见不到了，小时候还曾见过有的老人脖子里长了个大大的"瘿"。

妇女怀孕期间，缺碘会影响胎宝宝发育，缺碘严重者造成流产、死胎、早产以及先天畸形等，对胎宝宝神经系统的危害最为严重。发育期儿童如果缺碘，会导致身体和神经系统发育不良，表现为智力障碍、聋哑、身材矮小等，严重的在临床上称为"呆小症"。

碘少了不行，那么碘多了好不好呢？同样也是不行的。长时间摄入过量的碘可能会引起高碘甲状腺肿。在一些高碘地区，长期摄入高剂量的碘会出现碘源性甲亢。

每天需要多少碘

　　每人每天碘的参考摄入量为：3岁以下50微克，4～10岁90微克，11～13岁120微克，14岁～成人150微克，孕妇和乳母不仅需要满足自己的机体需要，还要满足胎宝宝发育或婴儿所需，所以需要量比较一般成人高约200微克。

　　含碘丰富的食物首推海产品，如海带、紫菜、海藻以及海鱼类等。除海产品外，动物性食物的含碘量高于植物性食物，谷类食物、蔬菜和水果中含碘最低。如果体内碘不足，可以适当多进食一些海产品，反之，就要少吃。另外，

一些食碘中也加有碘，但食盐中的碘不稳定，光照、空气氧化和加热等都会使碘失去活性，像高温油炸、油锅爆炒时，盐中碘的损失率可以达到25％～67％。所以，想要保证食盐中碘的含量，最好将其密闭，放在避光的地方保存。当然，如果想要减少碘的摄入量的话，也可以反其道而行之，使其失去活性。

　　总之，营养的关键在于均衡、适量。不仅摄入的碘要适量，对于其他营养素也是同样的，营养不是越多越好，只有做到适量，才是最健康的。

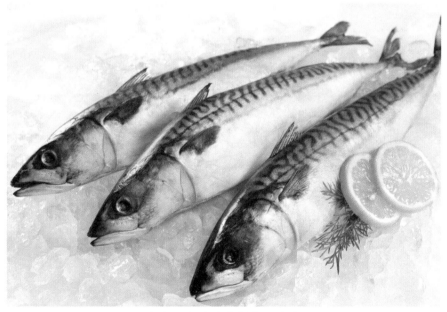

海产品中碘的含量十分丰富

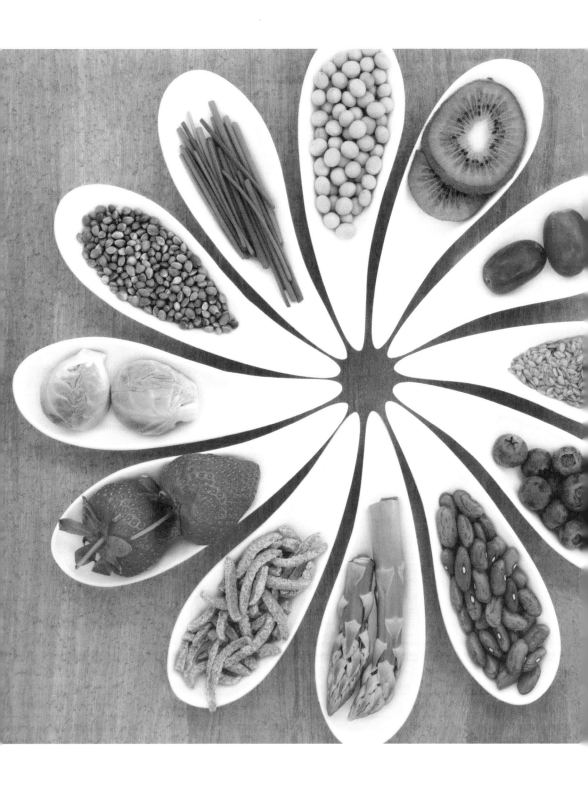

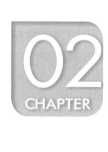

均衡吃，营养全

营养均衡是基础

　　维持人类生命和健康所必需的营养素有40多种，人体对这些营养素需要的量是不同的。有的营养素需要的量要多一些，每天需要几十克，甚至上百克，例如成人每天需要蛋白质70克到90克；有的需要的量少一些，例如锌，每天仅需要15毫克左右。有的更少，是以微克计的，例如，成年人每天需要50微克的硒。由于这些营养素是维持生命和健康所必需的，所以缺一不可，任何一种营养素缺乏或不足都会影响到身体的机能和健康。人体对营养素需要的量的多少并不能代表它的重要性，并不是需要的量多的营养素就重要，需要的量少的就可有可无、不重要。各种营养素在体内发挥各自的作用来维护人体这架"精密仪器"的正常运转，不管量多量少，对维持身体正常的机能及健康都是必不可少的，都非常重要。所以，营养少了不行，多了也不行，太少过多都不利于健康。营养最重要的是要适量、均衡。

饮食多样，营养均衡

有些人，只要听说某种食品多吃无益，就一口也不吃；而听说某种食品有什么神奇的作用，就拼命吃，天天吃，顿顿吃。还有另外一类人，喜欢吃的，大吃特吃，不爱吃的，挑挑拣拣。这些习惯好不好呢，自然是不好的。比如鸡蛋含有较多的蛋白质，但胆固醇也比一般食物要高，鸡蛋吃得太多，蛋白质是增加了，胆固醇也多了；新鲜的蔬菜水果维生素C含量较高，肉食中则没有这种营养素，只喜欢吃肉类，不吃蔬菜，很容易引起维生素的缺乏。因此，只有各种食物都吃，才能得到全面的营养。

不同食物的营养素成分不同，如米、面等主要提供碳水化合物、蛋白质、膳食纤维及B族维生素；牛奶、大豆、鸡蛋、瘦肉等动物性食物主要提供蛋白质、脂肪、矿物质、维生素A和B族维生素；水果、蔬菜主要提供膳食纤维、矿物质、维生素C和胡萝卜素。食物中营养成分的不同要求我们想做到膳食平衡，营养全面，就一定要多样。《中国居民膳食指南》经过历次修订，都把"食物多样"放在第一条，这就充分说明它的必要性和重要性。

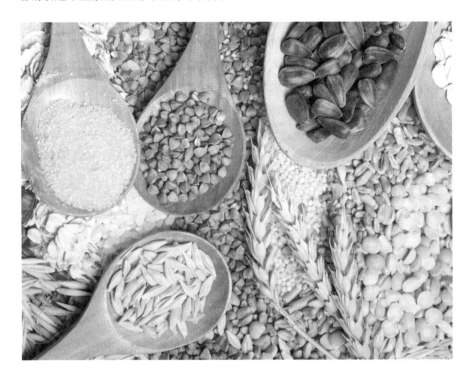

食物多样，谷类为主

人类的食物多种多样，从它们提供的营养素来分，可以分为五大类。第一类为谷类、杂粮及薯类：谷类包括米、面、杂粮，薯类包括马铃薯、甘薯、木薯等。第二类为动物性食物：包括肉、禽、蛋鱼、奶等。第三类为豆类及制品及坚果：包括大豆及大豆制品。第四类为蔬菜水果：包括鲜豆、根茎、叶菜、茄果等。第五类为纯能量食物：包括动物油、淀粉、食用糖和酒类。

食物多样的要求，第一就是在膳食中，各类食物都要有，做到食物品种多样。第二，还要注意比例要合适。以能量来源为例，建议每天膳食中碳水化合物占60%~70%，脂肪20%~30%，蛋白质占12%~15%。

贪食，造成营养素过多或不足

贪吃蛇这款经典游戏，大家想必不陌生——小小蛇儿，一口一口的吞吃豆子，身体也随之膨胀。豆子越吃越多，身体越来越长，稍不提防，首尾相撞，便一命呜呼。之所以贪吃蛇变成悲情游戏，就在于它不断的吞噬。

贪吃蛇对于吞吃豆子的欲望无法抗拒，但别以为人比贪吃蛇高明，实在是没有强到哪里去。很多人以"吃货"自诩。荤素生冷，山珍海味，飞禽走兽，天上飞的除了飞机，路上跑的除了汽车，水里游的除了轮船，只要能吃，不管不顾，皆填入口内。

贪食首先会带来营养失衡。资料显示，由于饮食的高能量、高脂肪，加上身体活动少，我国居民因慢性病发病和死亡的人数在近几年急剧上升。这就是贪食所造成的恶果。

如果贪食的同时，还伴有暴饮暴食，则危害更大。《丹溪心法》里记载有这么一个故事，说朱丹溪族叔平时身体很好，有一次得了疾病，朱丹溪要他节饮食以养胃气。他却说，"谁都知道没有饱死的，我胃口很好，有什么可担心的？"于是仍然大吃大喝，一月之后，病情加重，又拖了一月就过世了。又如英国施罗普郡有位寿星名叫托马斯•伯尔，当他活到152岁时，身体仍然非常健康。当时英国国王查理一世想召见这位寿星，于是派人把托马斯•伯尔从他家乡请到皇宫来，让他尽情地吃喝玩乐。这种享乐的生活虽然过得很舒适，但这位老寿星竟然不到一个星期就过世了。

小食谱
大健康

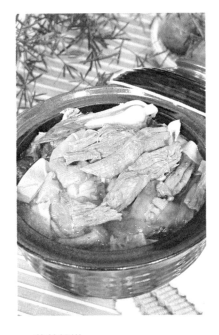

东北乱炖

食材

猪肉200克，豆皮、粉皮、滑子菇各100克，上海青、白菜各适量；盐，酱油、醋各少量。

制作

① 猪肉洗净，切块；豆皮洗净，切条；粉皮泡发；滑子菇、上海青、白菜均洗备用。

② 茄子、土豆去皮、番茄洗净，切块；粉条泡软、剪段；豆角洗净，切段；豆腐切片。

③ 锅内注水，放入猪肉，加盐、酱油、醋调味，将猪肉炖至五成熟时，放入豆皮、粉皮、滑子菇、上海青、白菜一起炖煮至熟即可。

营养解说

东北乱炖原料丰富，搭配合理，一道菜中可以吃到很多种食物。

豆香杂粮粥

食材

黄豆、绿豆、红豆、糯米、小米、小麦、高粱各30克，清水1000毫升，冰糖适量。

制作

① 所有材料浸泡水中8小时备用。

② 取锅加水煮滚，放入所有材料，煮至熟，最后再加冰糖调味即可。

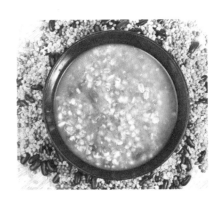

营养解说

粥由多种粗粮组成，含有丰富的B族维生素和矿物质，可提供身体所需的多种营养素。

小食谱
大健康

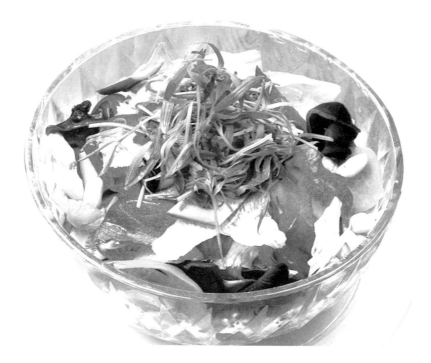

大拌菜

素材

苦菊1把、紫甘蓝叶3片、黄瓜半根、鬼子姜1个，黄色、红色樱桃西红柿适量，水煮花生米1小勺。蒜瓣、香醋、苹果醋、盐、橄榄油适量。

制作

① 所有蔬菜清洗干净，苦菊揪成单根。

② 紫甘蓝叶切成条。

③ 红、黄樱柿一切两半。

④ 鬼子姜同样切成条状。

⑤ 黄瓜也切成条，蒜瓣拍扁，剁成蒜末。

⑥ 所有的蔬菜放到盆中，放入香醋、苹果醋、盐、橄榄油搅拌均匀，即可装盘。

营养解说

和每顿吃一两种蔬菜相比，含有各种蔬菜的"大拌菜"更能提供给身体丰富的维生素和矿物质。

营养贵在天天实践

谈到营养，可以说是仁者见仁智者见智，许多人都有自己的一套"营养经"。有人说，鸡鸭鱼肉有营养，因为其中的蛋白质丰富、容易被吸收利用；有人说，素食好，可以排毒养颜、防病强身；又有人说，山珍海味、燕窝鱼翅有营养；有人说牛奶有营养，豆制品有营养；还有人说，粗茶淡饭、豆腐白菜最有营养……于是，有关饮食营养健康的"奇招妙计"不断流行，今天是"茄子、绿豆热"，明天是"泥鳅、地瓜潮"……折腾来、折腾去，忽然发现，钱没少花，健康没有什么改善。

营养确实重要，从生命的孕育、出生，到生长发育……防病、抗病，健康的维护，都离不开充足、全面、均衡的营养。说营养是生命和健康的物质基础一点都不夸张。

说营养很重要，那么营养从哪里来？营养就来自各种各样的食物。我们吃下去各种各样的食物，从食物中获得身体所需要的营养。因此，营养其实就是"吃"的学问。"会吃"，就能吃出营养、吃出健康；"不会吃"，就会吃出疾病。

"吃"是门实践的学问，看似简单，真正会"吃"，还是需要花点功夫学习。首先，需要学习一些基础的营养知识，包括食物的分类、每类食物的营养特点，还应该了解合理营养的原则。

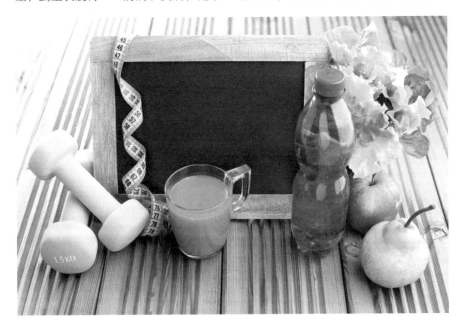

然后，根据这些知识和家庭的具体情况合理选择、购买食物，通过对食物科学的搭配和烹调，才能从食物中获得充足、均衡的各种营养物质。因此，营养的关键在于把营养知识应用到一日三餐的合理膳食和营养搭配中。

首先，要重视早餐，每天吃早餐，吃好早餐。

不吃早餐会影响学习、工作效率。早餐中要有谷类食物、动物性食物、奶类或奶制品，还要有蔬菜水果。早餐可以"晚"做。为了节省时间，在头一天的晚上就把第二天早上要吃的食物准备好。例如，把水果洗好、切好，用保鲜膜包好放在冰箱。要注意：在为孩子准备早餐的同时，家长也应该和孩子一起享用早餐，来营造一种健康生活方式的家庭氛围。

如果午餐能回家吃，那是太幸福不过啦。对于在城市中生活的上班族来说，午餐基本上是凑合。单位有食堂的大家都反映不好吃、油水少，其实，午餐饭菜中的油水少有利于控制体重啊。

吃盒饭吧，盒饭中蔬菜的量很少，主食和肉类相对来说较多，能量往往超过我们的需要。不知从什么时间开始的，大家都不从家里带便当了。其实，从家里带饭的做法很好，方便、合口，能量不过量，营养较全面。

晚餐要尽量在家里吃。晚餐的食物种类应该以谷类食物为主，最好有粥，小米、大米、杂粮粥都可以。动物性食物适量，以鱼，牛羊肉为主。鱼以海鱼为首选，深海鱼最好，如三文鱼、平鱼。最好用清蒸、清炖、红烧的方法，少用油炸。肉以牛、羊肉为首选，同样重量的牛羊肉中所含的脂肪比猪肉少。牛肉可以红烧、咖喱等。羊肉可以清炖，可以放些萝卜；豆制品每周1~2次。蔬菜应该每顿都有。要选深颜色的蔬菜，用急火快炒，或上汤的方法烹调。餐后，可以来点坚果，杏仁、葵花籽、榛子、小胡桃、核桃等都可以，少量为宜。水果每天都要吃的，品种不限。

讲"营养"不是件难事。关键就在于持之以恒，一日三餐的实践。

全食，能吃全部吃

食"精"也要食"粗"

要想获得均衡的营养，在保持食物多样的同时，对于单一食物而言，也有一个重要原则，那就是尽量将能吃的部分都吃掉。也就是吃全或全吃，这样才能够完全吸收植物或动物为了生存所需的营养素。如植物的根、茎、叶、花、果等，大多是能吃的，可我们为了追求口感，把我们不喜欢吃的部分扔掉了，这实际上是一种浪费。

举个例子，大多数人都喜欢吃精米精面，而不是糙米全麦，这二者有什么区别呢？分析发现，糙米比起精米白面来，仅仅是维生素E就要多三倍，普通面粉比精白面粉的维生素要多十倍以上，其它如铁、钙、磷等，也是加工得越精

细，损失越多。

经常食用精米精面的危害，还有如下这样一些：

一是咀嚼能力下降。精细食物大多柔软细腻，不需要多嚼。由于牙齿得不到必要的锻炼，时间长了，咀嚼能力降低，有些食物吃不到了。

二是容易便秘。精细的食物里没有粗制食物里面的膳食纤维多。膳食纤维可以促进肠道的蠕动，使大便通畅。所以，常吃精细食物就容易发生便秘，而便秘又能带来痔疮等疾病。

三是会降低人体的免疫力，全谷物中不仅仅有膳食纤维，还含有丰富的维生素、矿物质等，可帮助人体抵抗多种疾病。美国哈佛医学院的一项研究还发

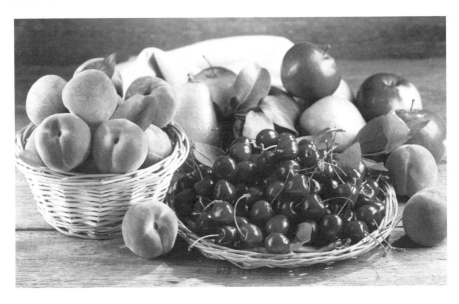

现，和每星期吃少于1 份全谷食品的女性相比，每天吃3 份全谷食品的女性发生冠心病的危险要减少25%。

那些被我们丢弃的营养

在准备食物的过程中，芹菜叶、莴笋叶、西蓝花根、萝卜皮、萝卜缨等，大家都习惯于一扔了之。

而实际上呢，香菜根和菠菜根中的铁和胡萝卜素的含量均比菜叶高，芹菜叶中的胡萝卜素和维生素C比茎高。与其扔掉，不如好好利用。

莴笋叶、萝卜缨中富含胡萝卜素、

钾、镁等矿物质，不妨凉拌着吃，口感也很鲜嫩。

西蓝花的根部是被遗弃最多的部分，这部分的皮比较老，但是去掉皮之后，居然和西葫芦一样细嫩鲜美，炒菜是很不错的材料。

总之，任何食物的任何一个部分，都具备一定的营养价值，既然我们能把鱼头、鸡杂、猪肚、猪肺、猪爪、猪血等搬上餐桌，也一定能把食物能够食用的部分都利用起来。

精米精面与脚气病

"脚气病"不是"脚气"，也不是香港脚，而是一种由于经常吃精米精面引起维生素B_1缺乏导致的一种维生素缺乏症。

1882年荷兰医生艾克曼率领一支医疗队到达印度尼西亚。1883年，这里脚气病爆发并流行，艾克曼开始研究，却一直没有找到引起脚气病的病因。1890年艾克曼发现患有多发性神经炎的鸡出现痉挛，颈部向后变曲，症状与脚气病相似。后来发现用米糠代替精米，喂养的鸡个个都很健康。艾克曼意识到脚气病可能是一种营养缺乏病，米糠中可能含有治疗脚气病的因子。

1897年艾克曼终于证明鸡的多发性神经炎是缺乏某一种营养物质所致，加入米糠即可治愈。再后来他用米糠治愈了所有求诊的脚气病病人。

除了脚气病，常吃精细食物的人，还可能出现麻木和眩晕，以及精神紊乱的症状，20世纪初，《柳叶刀》发表的一份研究结果表明，糙米代替精米可起到治疗精神病的作用。

最近的研究发现，维生素B_1缺乏能导致线粒体功能紊乱和慢性氧化应激，这两者都被认为是抑郁症发病的潜在机理。

小食谱
大健康

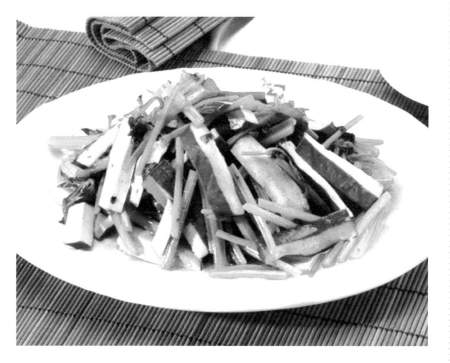

芹菜叶拌香干

食材

芹菜叶100克，香干6块，生抽20毫升，香醋15毫升，白糖2克，红椒30克，香油适量。

制作

1. 芹菜叶洗净沥干水分。
2. 香干，红椒分别切丁。
3. 锅中水烧开，放入芹菜叶炒烫过凉。
4. 芹菜叶挤干水分切碎。
5. 所有食材放入碗中，加入生抽，香醋，白糖，香油。
6. 全部拌均匀盛盘即可食用。

营养解说

芹菜叶中的很多营养物质都要比芹菜杆含量高，包括B族维生素、维生素C、胡萝卜素等微量元素也高出许多倍。

五谷为养，基础不能忘

在很多寻常字眼中，我们都可以发现"饭"的作用：蠢笨懒惰的人被老板斥为"饭桶"；唯唯诺诺的丈夫被老婆称为"饭团"；因想达到某种目的而设的宴请叫做"饭局"；没本事的人叫"吃软饭"或"吃闲饭"……之所以要用"饭"来表情达意，确实是因为这个"饭"实是太重要了。在现代的生活中，饭，特别是主食的地位看上去已经没那么重要了。这种情况，在宴会时表现得尤为突出，在中国人的宴会上，首先摆上桌子不会是米饭馒头，而是满桌的大鱼大肉，人们则频频举杯，相互敬酒。往往到了菜冷杯空，才想起来是否要吃点主食，但是此时大多数人已经被菜和酒填满了肚子，哪里还有胃口吃主食。

更让人担心的是，这种饮食方式，已经出现在很多家庭的日常饮食生活中，很多人即便在自己家吃饭，也不吃

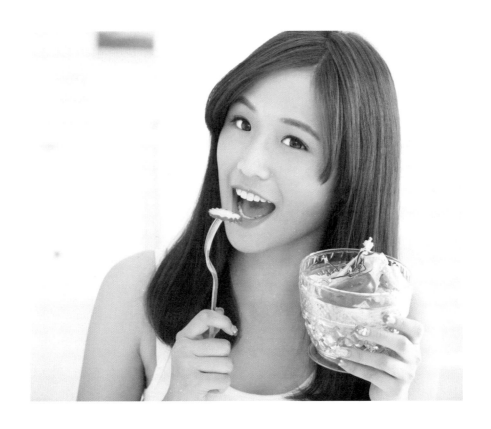

主食就结束了一餐的流程。这样的饮食是不健康的。

因为主食中所含的主要成分为碳水化合物。碳水化合物正是我们身体所需的主要"基础原料"。供给人体能量的蛋白质、脂肪、碳水化合物中，碳水化合物是最好最快的能量来源。除了主食中含有的碳水化合物在为人体提供能量外，主食还是B族维生素的主要来源。主食地位的改变，一个明显的危害就是营养素的缺乏和慢性病的增加。

五谷为养，多样才健康

两千多年前，《黄帝内经》就提出了"五谷为养，五果为助，五畜为益，五菜为充"的饮食原则，《黄帝内经》中的五谷是指"粳米、小豆、麦、大豆、黄黍"。后世常把稻（大米）、黍（黄米）、稷（小米）、麦（小麦）、菽（大豆）称为五谷。我们现在所说的谷物概念比以前更广，通常包括小麦、稻米、玉米、大麦、小米、黄米等。这些食物中含有丰富的碳水化合物，可为人体提供必需的能量。五果，是指各种水果，五菜，指各种蔬菜，为人体提供了多种维生素及微量元素，这些在新陈代谢、生命活动中也是必不可少的。五畜指猪牛羊鸡之类为人体提供了蛋白质、脂肪的食物，蛋白质是构成人体组织细胞的主要材料，脂肪也能提供能量。总之，《黄帝内经》建议的这个饮食原则，各种食物齐全，主次配合合理，人体维持生命活动所需要的各种营养物质都有。如今看来，还是符合现在合理膳食、均衡营养要求的。

具体说，一个成年人每天粮食的摄入量以400克左右为宜，最少不能低于300克。大米、小米、绿豆、玉米、白面、燕麦等都应该成为经常食用的食物。

主食与副食搭配的原则：米饭、蔬菜、荤菜和水果都要合理摄入，当然主食所占的比重要大。此外，还要看每个人所处的生长阶段及身体状况，主、副食搭配比例需因人而异。

小食谱
大健康

台湾卤肉饭

食材

大米100克，五花肉200克，菜心50克，豆瓣酱3克，辣椒酱2克，生抽5克，葱、姜各5克。

制作

❶ 大米先煮熟，五花肉上笼蒸，豆瓣酱、辣椒酱、生抽、葱、姜、香料制成卤水。

❷ 肉蒸熟后取出切块，下卤水中卤半个小时后再下油炒香。

❸ 菜心过盐水至熟，与米饭、肉即可。

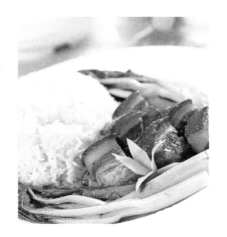

营养解说

米饭提供人体所必需的碳水化合物，卤肉具有肥而不腻的特点，能够提供人体所需的蛋白质、脂类和维生素，菜心富含膳食纤维、维生素C和胡萝卜素，能提供丰富的营养。

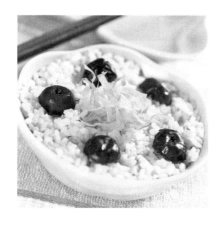

爽口糙米饭

食材

大米100克，糙米100克，红枣50克。

制作

大米、糙米一起泡发洗净。

红枣洗净后去核，切成小块。

再将粳米、糙米与红枣一起上锅蒸约半小时至熟即可。

营养解说

粗细搭配是健康饮食的一个重要原则，在爽口糙米饭中，将糙米与红枣融入大米等精食当中，正是粗中有细的典型搭配。

食物搭配，营养翻倍

合理搭配，体力充沛

1. 粗细搭配。

我们平时食用的大米、白面等谷类经过精细加工的，谷粒外层被去除得比较多，故称细粮；那些没有经过精细加工的谷类，保留了谷粒的外层，口感粗糙，被称为粗粮。粗细搭配含有两层意思：一是要适当多吃一些粗粮；二是针对目前人们的饮食过于精细，要减少一些加工精度低的米面。

2. 颜色的搭配。

各种食品都具有各自天然的色彩，在日常生活中各色食物搭配食用，并不断变换花样，不仅给人视觉美的享受，而且还能做到营养均衡，保证身体健康。食物一般分为5种颜色，白、红、绿、黑、黄，我们在安排一天的饮食中，食物选取的颜色尽量要具备这5种。

3. 营养素搭配。

营养是生命的物质基础，也是防病治病的物质基础，不过营养素不是越多越好，而在于平衡合理。

第一层为主食，每人每天应吃300～500克；

第二层为蔬菜400～500克、水果100～200克；

第三层鱼、禽、肉、蛋等动物性食物，每天应吃125～200克（鱼虾类50克，畜、禽肉50～100克，蛋类25～50克）；

第四层奶类和豆类食物，每天应吃奶类及奶制品100克和豆类及豆制品50克；

第五层塔尖是油脂类，每天不超过25克。

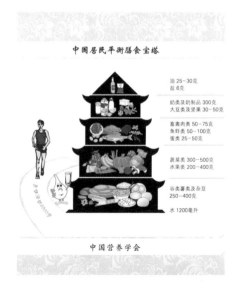

平衡膳食金字塔

小食谱
大健康

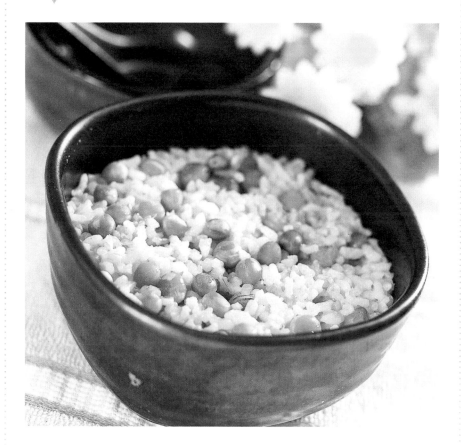

豌豆糙米饭

食材

糙米200克，新鲜豌豆100克，香油15克。

制作

① 糙米洗净，用温水浸泡2小时，豌豆洗净。

② 糙米、豌豆加适量水和15毫升的油后一起入蒸锅。

③ 蒸30分钟至豌豆、米饭熟烂即可。

营养解说

粮食过于精细可造成维生素B_1摄入不足。糙米含丰富的B族维生素，尤其是维生素B_1，常吃糙米饭能够帮助预防上述症状。

吃动平衡，健康一生

静态的生活方式是慢性病的温床

从前有个人死后，在去阎罗殿的路上，看见了一处金碧辉煌的宫殿。宫殿的主人请他留下来居住，这个人说："我在人世间辛辛苦苦的忙活了一辈子，现在我只想清闲一点，能吃了睡，睡了吃。"宫殿的主人说，我这里有舒服的床铺，你想睡多久就睡多久，这里有美味的食物，你想吃多少就吃多少。开始的时候，这个人每天吃了睡，睡了吃，觉得挺惬意，但没过多久，就觉得有点空虚，身体也变得越来越胖。于是他就去找宫殿的主人，抱怨道："这样每天吃了睡，睡了吃的，日子过得真无聊，我对这样的生活一点兴趣也没有，你可以给我找点事干吗？宫殿的主人说，我们这里有搬石头的工作，就怕你做不了。果然，这人搬了两趟就累得气喘吁吁的。于是重新开始吃了睡睡了吃的生活，又过了几天，身子又胖了一圈，他又去找宫殿的主人："这样的日子我实在受不了，如果你不给我找点事干，我宁愿下地狱。"宫殿的主人轻蔑地笑道："你以为这里是天堂吗？这里本来就是地狱。"

现在很多人的工作和生活状态，都是静态的，上班坐着，回家坐着，休闲娱乐还是坐着，出门上个班，同样是坐着的，这种静态的生活方式，是不利于健康的。人体所需要的能量主要是从食物来的，能量的消耗要靠运动，主要是通过吃和动达到平衡，体重就会维持在一个比较稳定的状态，这样有利于健康。如果吃得多了，动得少了，多余的能量会在体内形成脂肪，导致超重或者肥胖。肥胖本身就是一种疾病，同时还是一些慢性疾病的危险因素，包括高血压、心脑血管疾病、糖尿病。因此从健康的角度来说，在平时的生活当中要达到吃和动的平衡。

吃和动天平的两端，一边是吃，一边是动。吃是进，动是出，吃是增加，动是减少。两者平衡了，才能健康。

充分利用"碎片化时间"运动

不过很多朋友会说了，我也想运动啊，但每天都上班，哪来的时间？时间就像是海绵中的水，挤挤总会有，关键是要学会坚持和利用。

不少人为了健身，购置了跑步机。刚开始，锻炼的热情高涨，饶有兴趣地站上去"走几步"。一段时间过后，跑步机穿上了衣服；再过一段时间，衣服上落满了灰尘；最后，跑步机变成了"鸡肋"。放在那里吧，老是不用还占地；扔了吧，又舍不得，毕竟是用"银子"换来的呀；送人呀！"老李啊，我送你一跑步机？""别，您千万别，我们家那台还在那里"尘封"着没地处理呢。"最后，1800元买的，只100元卖给了收废品的。

所以要运动，有没有设施不是最重要的，树立健康第一的理念，并能付诸于行动，长期坚持才行。

动出健康来

活动活动，活着就要动。不活动，人肯定是不健康的。我们不能给自己找理由说没有时间，实际上时间是有的，我们不过是给自己慵懒的生活找个借口罢了。

拿走路来说，每天晚饭半小时后快走半个小时，就可以达到3000步，再加上上班时间换乘地铁、公交，或者到达工作单位的路程，一天达到6000步的基本要求应该不成问题。很多人还是踌躇，说我没时间呀，我经常出差，不能每天都在家里。出差的时候，照样可以运动。现在的机场、火车站里都比较大，为步行提供了很好的条件，时间富裕走大圈，时间不富裕走小圈，走着就比坐着健康。候机、候车室里环境好，冬暖夏凉，也没有雾霾。

不仅出差能走，看电视也能走。有人说，看电视就看电视，走着干嘛？研究发现，看电视会增加超重肥胖的危险，这不是因为看电视引起的，电视还没有进化到能左右我们体重这么高级的程度。而是看电视时能量的消耗非常少，有人还喜欢边看电视边吃点零食。那体重不增加才怪呢！

有人确实想锻炼，但存在着环境（汽车多）、安全等问题，还有的想看每天的《新闻联播》，看完后，觉得天有点晚了，就不想出去活动了。想运动就有高招，边走边看电视或听电视就解决了这个矛盾。站起来，在电视屏幕来来回回走；也可以跳着看电视，也可以

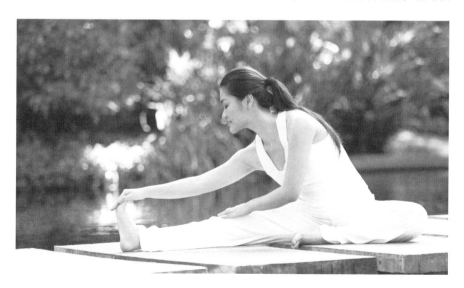

原地跳绳，边跳着边看电视。既增长了见识，又锻炼了身体，真是一举两得！还可以在房间里来回小跑进行锻炼。

如果是女士，可一边看电视一边练形体操，不仅锻炼了身体，还能有一个好身材！

健康不是查出来的

现在医院的体检中心都人满为患，其实，健康不是查出来的，健康也不是看出来的，健康是吃和动出来的。健康就像位美丽姑娘，需要你不断追求，你不关注她，她才不会理睬你呢！一天进行几次10分钟的运动，对健康的益处有累加作用。运动要打打游击战，出差时多走路，在家时抢着做家务，走着看电视，原地跳跳绳，做做俯卧撑……选择多多，为了健康，何乐而不"动"呢！

每天的运动量多少才合适呢？

美国的一位教授经过多年研究，设计出了一个测定个人运动量的方法。将下面的得分相加，即为总分。

睡眠：每睡一个小时记0.85分。每天睡几个小时，乘以0.85即为得分。

静止活动：包括案头工作、阅读、吃饭、看电视、坐车等。每小时记1.5分。

步行：如果是悠闲缓慢的散步，每小时记3分；快步走，每小时记5分。

户外活动：慢跑每小时6分，快跑每小时7分；游泳、滑冰每小时8分；各种球类运动和田径运动每小时9分；骑自行车每小时4分；体操、跳舞每小时记3分。

家务劳动：每小时5分。

备注：

总分＜45分：运动量不够，要适当增加

总分在45~60分：运动量合适

总分＞60分：运动过度，要适当减少运动量

36种运动的能量消耗表(60分钟)

运动项目	消耗量（千卡）	运动项目	消耗量（千卡）
游泳	1036	郊游	240
武术	790	打扫卫生	228
快跑	700	打高尔夫球	186
慢跑	655	骑自行车	184
快走	555	购物	180
爬楼梯	480	泡澡	168
打拳	450	洗碗	136
跳绳	448	遛狗	130
仰卧起坐	432	烫衣服	120
滑雪	354	插花	114
打网球	352	洗衣服	114
打桌球	300	逛街	110
体能训练	300	读书	88
健身减肥操	300	开车	82
跳舞	300	工作	76
骑马	276	看电视	72
慢走	255	看电影	66
跳跃运动	252	午睡	48

学生营养日，倡导食育

每年的5月20日是学生营养日。儿童和少年是祖国的未来、民族的希望，他们的身心健康关系着中华民族整体素质的提升和国家的长远发展。为使孩子能拥有健康的身体和心理、健全的人格以及适应社会所需的技能，除了开展德智体美育之外，还要倡导和开展食育。

所谓"食育"，是指饮食教育以及通过饮食相关过程进行的各方面教育，其目的不仅仅是促进儿童身体健康，还促进他们德智体美劳等全面发展，培养他们保持健康的能力、日常生活能力、独立处事能力、爱的能力等。

目前，中小学生不健康饮食行为较为普遍，我国部分城市小学生、初中生和高中生每周有3天以上不吃早餐的比例分别为4.9%、10.2%和8.7%，有超过80%的中小学生早餐营养质量较差。

此外，许多孩子有边吃饭边看电视的习惯，有调查显示，北京等7城市中小

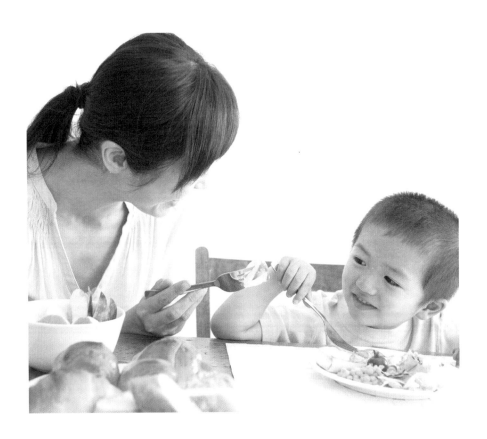

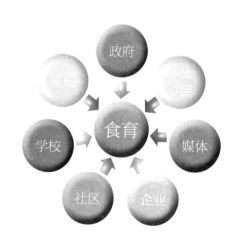

学生中约有16%看电视、上网时经常吃零食。

需要注意的是，学生和家长营养素养低、营养信息混乱，以致相关营养疾病日趋蔓延，正严重危害着我国中小学生的健康。同时食物浪费严重、饮食礼仪逐渐消失，警示着当下我国开展学生食育的紧迫性。

实际上已经有很多国家开展了食育工作。其中日本率先对食育立法，2005年，日本颁布了《食育基本法》，这是世界上规定国民饮食行为的第一部法律。日本更是在国家主导下开展了全国范围内的食育推进计划，在学校开展以食育为依托的综合教育模式。

日本开展食育推进计划以来，学校的营养教师数量不断增多，食育计划完成率不断升高，由2007年的4.1%提高到2013年的65.3%。中学生不吃早餐的比率持续下降。例如，中学2年级学生不吃早餐的比率由2000年的25.1%下降到2010年的16.2%。

其他国家如丹麦、英国等也已经全面开展了烹饪课堂或农场体验课，美国则开展"从农场到学校"的运动。美国、英国、印度等国家纷纷设立了"营养日""营养周"或"营养月"。同时，许多国家也都出台了相关的强制性政策，保证学生的营养与健康。

目前我国的食育工作正处于起步和探索阶段，国家层面的发展纲要开始将全面普及膳食营养和健康知识列为改善国民健康状况的主要措施之一，也有一些科研和公益机构联合企业进行食育项目，还有一些公益广告和民间活动。

"食"的问题是全社会的问题，食育涉及方方面面，倡导食育需要国家各级政府部门、家庭、学校、社区、企业、媒体以及全体公民的积极配合，努力营造温馨的餐桌氛围、言传身教、培养进餐礼仪。只有我们每个人都积极地参与食育，随时随地进行食育，才能为中小学生营造良好的食育氛围，从而促进中小学生的健康成长。

吃好早餐，活力天天

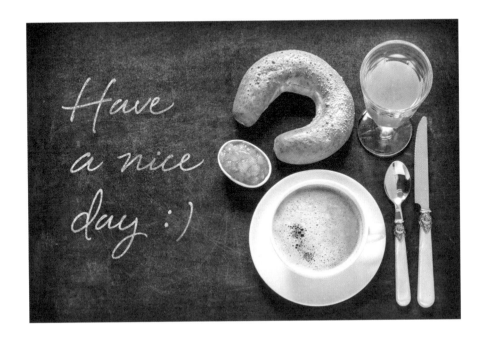

作为一天的第一餐，早餐是最重要的，吃不吃早餐，会不会吃早餐，早餐的营养是否充足，不仅会影响全天的能量和营养素的摄入，而且还会影响工作、学习的效率，乃至健康。

有人认为，吃不吃早餐没关系，反正营养可以从午餐或晚餐中得到补充。但是，研究表明，不吃早餐导致的能量和营养素摄入的不足，很难从午餐和晚餐中得到充分补充。因此，我们每天都应该吃早餐，并且要吃好早餐，以保证摄入充足的能量和营养素。

早餐距离前一晚晚餐的时间最长，一般在12小时以上。睡了一夜，到了早上体内储存的糖原已消耗殆尽，如果不及时补充，就会出现血糖过低，人体会感到饥饿，大脑的兴奋性也会降低，反应迟钝，注意力不能集中，影响工作、学习的效率。

早餐提供的能量应占全天总能量的25%～30%。食物中的供能营养素是维持血糖水平的主要来源，早餐中蛋白质、脂肪和碳水化合物的供能比接近1：0.7：5，能很好地发挥碳水化合物快速提升血糖的作用，从而使人体的血糖水平趋于稳定。因此，早餐的食物种类应多样化，一般要包括谷类、动物性食物（肉类、蛋）、奶及奶制品、蔬菜和水果等4类。

什么时候吃早餐比较合适呢？一般来说，早晨起床半小时后吃早餐比较适宜。成年人早餐，谷类为100克左右，可以选择馒头、面包、麦片、面条、豆包、粥等，加上适量的含优质蛋白质的食物，如肉、牛奶、鸡蛋或大豆制品，再加上100克的蔬菜和100克的新鲜水果。

尽管很多上班族对早餐的重要性很了解，但行动上总是滞后。起不来，时间不够用，没有胃口等，都成为借口。如果不能在家里做早餐、吃早餐，那咱们就研究研究如何在办公室里把早餐吃好。

其实，办公室早餐也可以高大上起来，只要按照以下建议，保证让你的早餐既美味，又营养。

1. 自由搭配型：在店铺买个馅饼、包子、面包等，自己前一天晚上煮个鸡蛋、自带水果、办公室准备速溶麦片。

2. DIY型：前一天晚上做好煮鸡蛋、包子，打好豆浆，放入冰箱内保存，第二天加热即可。

3. 懒人型：在超市买点面包、蛋糕囤在办公室，再自带个煮鸡蛋、水果，到办公室热上一杯牛奶，早餐立马就变得丰盛了。

需要注意的是，在办公室吃早餐还要注意以下几点：

1. 尽量在上班前吃完早餐，以免影响工作。

2. 不选择气味大的食物，以免引起同事们的反感。

3. 及时清理桌面，毕竟办公室不是食堂。

一天之计在于晨，早晨搭配一份好早餐，才能保持膳食平衡，营养充分。而好的办公室早餐不只是在单位附近买个煎饼果子、包子，或者馅饼，还需要搭配上合理的蛋白质食物和水果。

一顿快捷又营养的早餐，是关爱自己的开始。在每天的第一餐补充足够的能量，才能让身体整天充满活力，以更好的精神状态投入到工作中去，更快地接近自己的梦想。

啤酒是液体面包吗

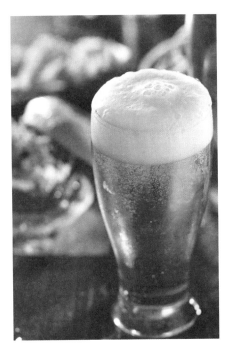

啤酒又叫麦酒，是历史最悠久、普及范围最广的含酒精饮料之一，它的销量紧随水和茶之后，在世界上排名第三。对于我国居民来说，啤酒属于外来酒种，啤酒的名称是根据英语的Beer翻译成中文的"啤"，所以叫"啤酒"，传入到我国的时间大约是在20世纪初。不少人会记得，刚开始喝啤酒时，总觉得有一种怪怪的味道，后来习惯了，觉得味道还不错。

制作啤酒的原料有大麦、水、啤酒花、酵母以及一些辅助原料，包括玉米、大米、小麦和糖类等。主要包括麦芽加工、啤酒酿造和灌装三个生产过程。

啤酒的主要成分是水分，此外还含有一些维生素B_1、维生素B_2和钙、磷、钾、钠、镁等矿物质，以及少量的蛋白质。100克啤酒约含32千卡的能量，喝一瓶750毫升的啤酒就会摄入240千卡的能量，相当于吃下去一个馒头所含的能量。经常大量喝酒，体重不知不觉就会增加，腰围也会变粗，慢慢成了啤酒肚。

尽管啤酒含有一定量的维生素和矿物质等营养素，但毕竟其营养不全面，因此，不能把啤酒作为营养素的来源。啤酒也是酒，虽然属于低酒精度饮料，但喝多了同样会增加酒精的摄入，对健康造成损害。所以啤酒可以喝，还是得悠着点来。另外有几种人群就是不适宜喝啤酒的，比如消化道疾病（如胃炎、胃溃疡）患者、肝脏病和心脑血管疾病患者、对酒精过敏者，还有婴幼儿、孕妇等几类人都不宜饮用啤酒。

此外，喝啤酒不宜过量，也不宜与烈性酒一起喝；要文明喝酒，不斗酒。不要酒驾，做到开车不喝酒、喝酒不开车，一切以安全为重。

维生素饮料该不该喝

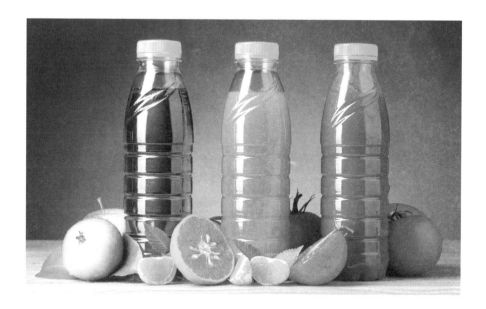

如今，有的人盲目追求所谓的营养饮料，就拿喝水来说，也要喝维生素饮料，以为这样做才是有营养的。而商家也抓住了人们的这种心理，推出了各种各样的维生素饮料。那么，这些饮料对于人体是否有益呢？

《中国居民膳食指南》提出：每天足量饮水，合理选择饮料。现在市场上的饮料品种繁多，不同的饮料含的成分不同，因此要合理选择。例如，乳饮料和纯果汁饮料含有一定量的营养素和有益的膳食成分，适量饮用可以作为膳食补充。有些饮料添加了一定的矿物质和维生素，适合热天户外活动和运动后饮用。有些饮料只含糖和香精香料，营养价值不高。大多数饮料都含有一定量的糖，大量饮用含糖量高的饮料，会在不经意间摄入过多能量，造成体内能量过剩。

人体需要40多种营养素，主要来自于各种各样的食物，通过合理膳食是能满足要求的。通过喝水或饮料也能提供一定量的营养素，但不应该作为人体所需营养素的主要来源。

维生素饮料与水果中的维生素是一回事吗？

维生素饮料中添加的维生素大都是人工合成的，有的结构和天然的一样，有的不一样。水果中的维生素是天然的，除了维生素、矿物质和膳食纤维外，还含有有益健康的植物活性物质，如类黄酮、花青素等，这是饮料所不能提供的。另外，水果中含有维生素的同时，还含有其他营养素，可以发挥协同作用促进其他营养素的吸收利用。维生素饮料是不能代替水果的。

平时以维生素饮料当水喝，有必要吗？

只要我们遵循《中国居民膳食指南》，做到平衡膳食，基本能满足身体对维生素的需要量。而长期把维生素饮料当水喝，对健康来说弊大于利。因为大多数饮料都添加有糖，含有较多的能量。例如，某种维生素C饮料，200毫升含能量约76千卡，按照正常人每天至少喝水1200毫升计算，与白开水相比，就会多摄入450千卡左右的能量。这些能量如果不能通过运动得到消耗，就会转成脂肪储存在体内，长时间下去就有可能引起超重或肥胖。另外，维生素饮料中所含的营养素单一，缺少水果或蔬菜中的营养素和有益健康的成分。经常喝含糖多的维生素饮料，会影响食欲，导致微量营养素摄入不足。

过多摄入维生素饮料有害吗？会不会影响其他营养素的摄入？

维生素饮料中的维生素多是水溶性维生素，如维生素C或B族维生素，尽管水溶性维生素进入人体后可通过尿液排泄，较少发生中毒情况，但也不意味着可以无限制摄入。如果你同时服用维生素补充剂，加上维生素饮料及膳食摄入的维生素，维生素的摄入就有可能过量，对身体也没什么好处。水溶性维生素之间也会有一定的相互影响，如维生素C过多会破坏食物中的维生素B_{12}，降低其生物利用率等。还需要注意的是，由于饮料含糖较多，喝太多会影响食欲，一日三餐吃不好，长时间会影响其他营养素的摄入、吸收利用，出现营养缺乏的问题。

什么是真正意义上的喝水？

水是膳食的重要组成部分，是一切生命必需的物质，在生命活动中发挥着重要作用。所以我们提倡每天足量饮水，并且提倡喝白开水。白开水是满足人体健康、最经济实用的首选饮用水。白开水不仅解渴，还容易被身体吸收，促进人体新陈代谢，调节体温。

饮水不足或过多都会对人体健康带来危害。在温和气候条件下，成年人每日最少饮水1200毫升（约6杯）。在高温或强体力劳动的条件下，应适当增加。饮水的时间应分配在一天中任何时刻，喝水应该少量多次，不要感到口渴时再喝水，每次200毫升左右（约1杯）就够了。

大豆里的营养学

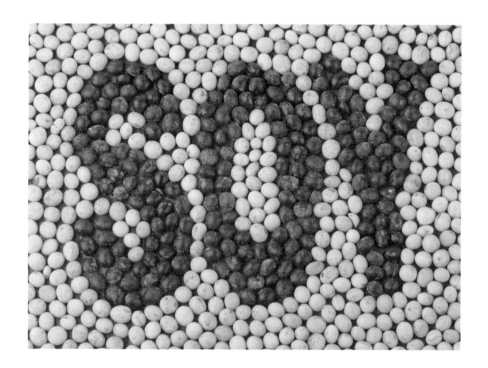

我国古代饮食有"五谷宜为养，失豆则不良"（引自《黄帝内经·素问》）的说法，意为虽然五谷有营养，但没有豆类就失去了平衡。由此可见，我们的祖先在生活实践中对豆类在膳食营养中的作用有很深的认识。

豆类的品种有很多，根据大豆的种皮颜色可分为五大类：黄大豆、青大豆、黑大豆、其他大豆、饲料豆，需要注意的是这里的黑大豆和黑豆是有区别的。

现代营养学证实，大豆含丰富的优质蛋白质、不饱和脂肪酸、钙、B族维生素、维生素E和膳食纤维等营养素。大豆蛋白质含量为35％～40％，除蛋氨酸外，其余必需氨基酸的组成和比例与肉类的蛋白质相似，而且富含谷类蛋白质所缺乏的赖氨酸，是与谷类蛋白质互补的天然理想食品。

大豆中脂肪的含量为15％～20％，其中不饱和脂肪酸占85％，亚油酸高达50％。大豆中碳水化合物含量为25％～30％，有一半是膳食纤维，其中棉籽糖和水苏糖在肠道细菌作用下发酵产生气体，可引起腹胀。大豆中植酸含量较高，可能会影响铁和锌等矿物元素的生物利用。

大豆中磷、铁、钙的含量丰富，明显多于谷类，大豆中维生素B_1、维生素B_2和烟酸等B族维生素的含量也比谷类多数倍，并含有一定数量的胡萝卜素和丰富的维生素E。大豆还含有大豆皂甙、大豆异黄酮、植物固醇、大豆低聚糖等多种植物化学物质，这些物质有益于健康。

豆浆中蛋白质的含量与牛奶相当，容易被消化吸收，其饱和脂肪酸、碳水化合物含量低于牛奶，也不含胆固醇，适合于老年人及心血管疾病患者饮用。但豆浆中钙和维生素C的含量远低于牛奶，锌、硒、维生素A、维生素B_2的含量也比牛奶低，它们在营养上各有特点，所以最好每天都喝点牛奶和豆浆。

大豆是优质的蛋白质来源，可以消除因过多消费肉类对健康带来的不利影响。

《中国居民膳食指南》中建议，每人每天应摄入30~50克大豆或相当量的豆制品。但是，在过去的20～30年中，我国居民豆类食物的摄入量没有明显变化。

大豆制品通常分为非发酵豆制品和发酵豆制品两类：非发酵豆制品有豆浆、豆腐、豆腐干、腐竹等，发酵豆制品有豆豉、豆瓣儿酱、腐乳、臭豆腐、豆汁等。以提供的蛋白质计，40克大豆分别相当于200克豆腐、100克豆腐干、30克腐竹、700克豆腐脑、800克豆浆。

豆制品发酵后蛋白质部分分解，较易消化吸收，某些营养素（如微生物在发酵过程中合成的维生素B_2）含量有所增加。大豆制成豆芽，除含原有的营养成分外，还含有较多维生素C，因此当新鲜蔬菜缺乏时，豆芽是维生素C的良好来源。

评价食物的营养不要走偏

近年来，随着健康意识的增强，人们对食物营养的关注程度也日益增强，有关食物营养的知识也不断提高。由于营养是关于一日三餐的知识和理论，有些人认为，营养很容易，因此，一知半解地了解点食物营养知识就来"忽悠"，奇谈怪论不断出现。本来安安静静的"食坛"上变得热闹非凡，是你方唱罢我登场。为了不同的目的，今天这个说"牛奶"致癌，明天那个大肆鼓吹"茄子""绿豆"具有神奇作用……最近，关于面与其他食物营养的比较又炒的沸沸扬扬。孰是孰非呢？今天我们就来说说如何全面评价食物的营养。

众所周知，人体需要40多种营养素，由于人体本身不能合成这些营养素，就需要从外界摄取，也就是通过吃、喝或者服用营养补充剂来获得这些营养素。一般情况下，食物应该是营养素最主要的来源。因此，首先需要对食

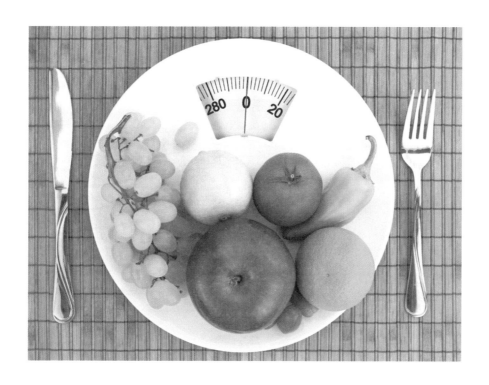

物的营养进行评价，评价食物的营养需要从几个方面入手，包括营养素的种类、含量、吸收利用等。

1. 营养素的种类。

是指一种食物中含的营养素种类的多少。有的食物含的营养素要多一些、全面一些，如鸡蛋、牛奶；有些食物含的营养素的种类就单一一些，如食用油脂。从种类方面进行比较，鸡蛋、牛奶要比食用油"有营养"，含的营养素要全面。

2. 营养素的含量。

有些食物中某一个或某些营养素含的量多一些，如新鲜蔬菜中的维生素C含量就很丰富；有的食物中含的就少一些或者没有，如鸡蛋中含的维生素C就很少。单单比较维生素C的含量，蔬菜要比

鸡蛋"有营养"。如果比较蛋白质，鸡蛋又要比蔬菜"有营养"。要比较能量的含量，食用油、肥肉要比鸡蛋、牛奶、馒头、蔬菜水果高。所以每种食物都有自己的营养优势，不能一概而论。

3. 营养素的吸收利用。

除了考虑食物中含的营养素的种类和含量之外，还要考虑到它的吸收利用效率。不同的食物中会含有同一种或几种营养素，但是由于在体内的吸收利用不同，对营养素摄入的贡献也不同。例如，牛奶中含有丰富的钙等矿物质，而且容易被人体吸收利用，蔬菜中含的钙和其他矿物质也不少，但由于植酸等因素的影响，这些营养素就不能被人体很好地吸收利用。和谷类食物相比，肉类中铁

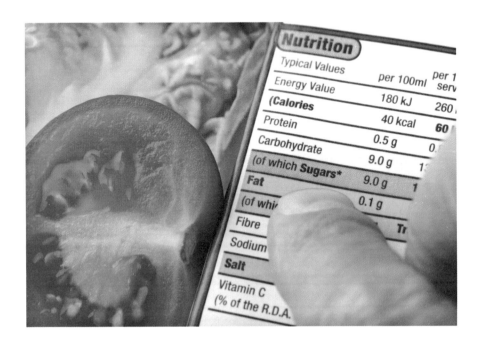

的含量不仅丰富而且容易被吸收利用。

除了食物本身的因素外，人体的不同生理情况也会影响到营养素的吸收利用。例如，生长发育中的儿童、怀孕、哺乳中的妇女对钙的吸收利用率就比其他人群要高。

说到这，估计大多数人都被绕迷糊了，到底怎么评价食物的营养呢？

第一，单一的食物不能满足人的营养需要。

在营养学上把食物分成五大类，每类食物提供的营养素不同。谷类及薯类主要提供碳水化合物、蛋白质、膳食纤维及B族维生素。动物性食物主要提供蛋白质、脂肪、矿物质、维生素A、B族维生素和维生素D。豆类和坚果主要提供蛋白质、脂肪、膳食纤维、矿物质、B族维生素和维生素E。蔬菜、水果和菌藻类主要提供膳食纤维、矿物质、维生素C、胡萝卜素、维生素K及有益健康的植物化学物质。纯能量食物主要提供能量。动植物油还可提供维生素E和必需脂肪酸。这些单一食物中含的营养素都不能满足人体所有营养素的需要。当然，有个例外，那就是母乳，对于6个月以内的婴儿来说，母乳能满足孩子所有的营养需要。

第二，需要对膳食进行全面评价。

一日三餐，我们吃进去多种食物，因此，需要对吃进去的所有食物进行全面评价。这就需要记录或称量食物的重量，计算出所有的能量和营养素，然后和营养素的推荐量进行比较，看是否满足了需要。

在膳食营养摄入评价上，经常使用的一个方法就是膳食模式。膳食模式是对摄入的能量和营养素的整体评价，包括能量的食物来源、蛋白质的食物来源，等等。世界卫生组织推荐的适宜膳食模式是：能量的55%~65%来自碳水化合物，20%~30%来自脂肪，11%~15%来自蛋白质。

这个膳食模式是对全天或一段时间内通过食物摄入能量的全面评价，而不是对一种或几种食物中含的能量的评价，需要正确使用。因此，对于方便面等食物提供能量的评价是不合适的！

各种各样的食物各有其营养优势，多种食物合理搭配才能组成平衡膳食，也就是从食物中获取营养成分的种类和数量既能满足身体的需要又不过量，使蛋白质、脂肪和碳水化合物提供的能量比例适宜。这样才能达到合理营养、促进健康的目的。

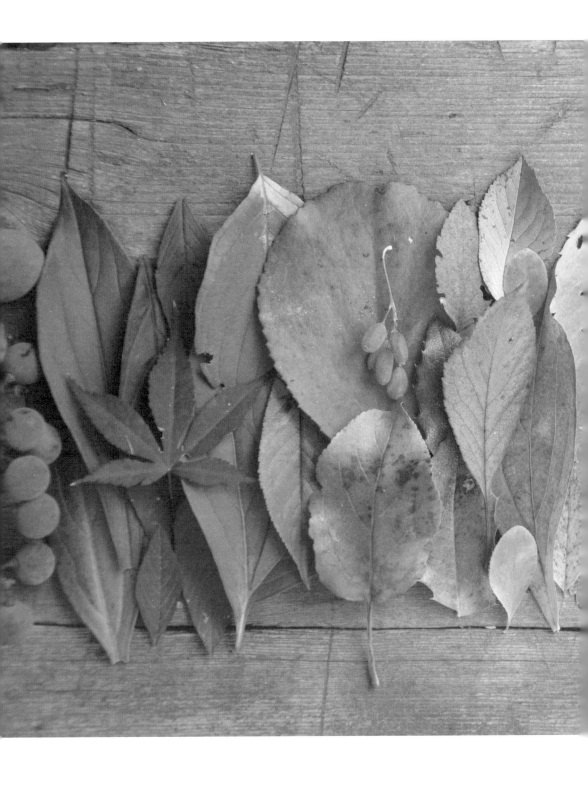

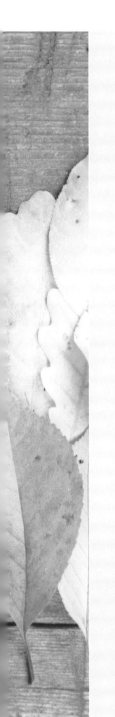

03 CHAPTER 想要身体棒，每季讲营养

藏在季节中的营养密码

俗话说"春困秋乏夏打盹，睡不醒的冬三月"。人在不同的季节会有各种不适的表现，如头晕、目眩、四肢无力等，搞得人无精打采，任你怎么休息也缓不过劲来。这是身体营养匮乏及器官功能不能正常运转的表现。这些"亏空"可能是以前身体欠下的，也可能与当时的气候等环境变化有关。我国农历中有二十四节气，不同节气有不同的气候特点，本章从二十四节气的特点出发，结合我国传统的饮食，给大家提出在每个节气的饮食建议。

乍冷还寒春季天，增强免疫抗病患

春夏秋冬不断变换，一年四季的变化是连续的，渐变的。春天是冬寒向夏热转变、寒热交叉的过渡时期，春天气候虽然日趋暖和，但又有冬寒遗留未尽，特别是初春，经常有寒潮降临，即所谓的倒春寒。这种忽冷忽热的气候条件，对人体的健康是十分不利的，身体不好的人，容易受寒潮的影响而患上疾病。

从营养上讲，应该遵循5项原则，以增强人体的免疫力，抵御疾病的侵袭。

食物多样来点"粗"

经常吃点粗杂粮，如玉米面、小米等。现在的粮食做的太过精细，总吃这样的粮食容易出现B族维生素缺乏，经常吃些粗粮可以起到补充作用。

缤纷果蔬加点"野"

春天来了，各种天然生长的果蔬也不断上市，像李子、杏、香椿、韭菜等。黄绿相间的香椿炒鸡蛋、韭菜炒鸡蛋，一清二白的小葱拌豆腐，不仅看着"养眼"，吃起来也清爽。如果能踏青采到大地自然生长的野菜，荠菜馄饨、荠菜水饺，那更是一种享受。

动物性食物悠着点

每天应该适量吃些动物性食物。吃动物性食物过多，脂肪的摄入同时会增加，不利于健康，要适可而止。动物肝脏，如猪肝、鸡肝或鸭肝等，含丰富的锌、铁和维生素A等营养素，可以经常吃一些。

清淡饮食少油盐

做菜时尽量少用油、少放盐，清淡饮食有益健康。少吃油，可以减少油脂的摄入，有助于控制体重。少吃盐，有助于防控高血压。

一日三餐巧安排

一年之计在于春，一日之计在早餐！营养充足的早餐，不仅可以为健康及时"加油"，而且有助于上午学习或工作的效率。早餐不能忽视、马虎，不仅要天天吃，而且还应该吃饱、吃好。中餐不能凑合，"复古式"的自带"便当"，可以说好处多多，省时、省钱、营养、卫生……，几个同事一起带的话，可以组织一个小小的午餐"派对"。晚餐不必大鱼大肉地犒劳自己，饮食适度才健康。

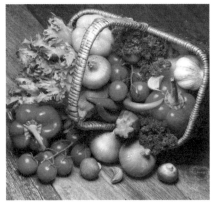

春季食物丰富，尽可能做到多样化

立春雨水沥沥，春卷料豆舒心

立春吃春卷、春饼

立春，是24节气之中的第一个节气。"立"是"开始"的意思，立春也称"打春""咬春"，位居二十四节气之首，人们十分重视这个节气。3000年前我国就有迎春的仪式，有迎春行春的庆贺祭典与活动。

我国的传统节日都离不开吃，立春要吃春盘、春卷、春饼、咬萝卜等。春饼是民间节日传统食品，《岁时广记》中记载："在春日，食春饼，生菜，号春盘。"《燕京岁时记》也有："打春，是日富家多食春饼。"可见立春吃春饼的民俗由来已久。

春饼和春卷都是立春之日吃的小吃，但它们之间是有区别的。春饼是用温水和面做成软面团，放置案板上擀薄，蒸熟或烙熟，卷上炒好的菜。菜一般用肉丝炒豆芽、菠菜、韭黄，再加上粉丝、摊鸡蛋，也有加熟肉的，如酱肉、肘子等。佐料有细葱丝和黄酱等。春卷是包上馅儿，用油炸。

春饼和春卷都是用面皮裹上馅料，从营养学的角度上来看，都包括了谷类、动物性食物、蔬菜等多种食物，可以提供多种营养物质。当然，由于卷入的馅料不同，其营养成分也有所不同。

春卷是油炸而成，油炸食品的能量都比较高，建议少吃。

吃春饼时如果用黄酱作为佐料，要注意尽量少蘸黄酱等调味品，这些调味品中钠的含量很高，100克黄酱中含有钠3606毫克，相当于9克盐。盐吃的过多会增加高血压的患病风险。我国城市居民中每3个成年人中有一个患有高血压，所以享受美味食物的同时，减盐也是不容忽视的。

立春吃春饼和春卷，是人们对"一年之计在于春"的美好祝愿。也希望大家借助这个美好的祝愿，天天讲营养，健康一辈子。

雨水吃料豆

立春之后紧接着是雨水，是第二个节气，一般在阳历的2月19日前后。顾名思义，雨水的意思就是开始下雨了。二十四节气的起源是在北方的黄河流域，因此，反映的主要是北方气候的变化。根据老祖宗长期以来积累的经验，雨水之前天气寒冷，降水的形式只可能是下雪，下雨的可能性很小。"雨水"开始后，气温开始回升、冰雪逐渐融化、降水的形式从下雪转变为下雨。这只是经验之谈，近些年来，由于人类活动增多、环境变化，老天爷也拿不准到底是安排下雪还是下雨啦。

这个节气期间，饮食的基本原则还是谷类食物为主，食物多样。尽管天气开始转暖，但早晚的气温还比较低，在

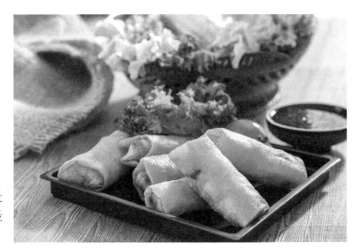

春饼、春卷等是立春时节人们最常食用的食品

饮食上应注意以下几点：

1. 保证能量的充足摄入。能量的来源以谷类为主，形式可以是米饭、馒头，同时注意变换花样，如南方的米线、米粉，北方的面条、大饼等；注意经常吃些粗杂粮，除了玉米面、高粱面窝头等，每天可以通过粥的形式来增加粗杂粮的摄入；做粥时，加些薯类，如地瓜、山药等，可做成地瓜杂粮粥、山药小米粥等。

2. 尽管理论上降水的机会增加，但气候仍然干燥，容易出现口舌干燥、嘴唇干裂，因此，除了通过足量喝水来补充水分外，每天要吃蔬菜、水果以补充水分。在南方，蔬菜已经开始上市，最好选择新鲜、应季、深颜色的蔬菜，豌豆尖、红菜苔、绿菜苔、鸡毛菜等；选水分多的水果，如柑橘、柚子等。

3. 动物性食物适量吃、煎炸等油腻的食物不吃或少吃。

4. 天气转暖，要增加户外活动，维持健康的体重。

"雨水"的最后几天中，有一天是民间所说的"二月二"。按照北方地区的习俗，这天要理发，意味着"龙抬头"、走好运。吃的方面没有什么特别的，只是把平常吃的水饺、面条等加个"龙"字，如"龙耳""龙须"，以图吉利。山东等地方有吃爆米花、料豆的习俗，二月二这天，从家里舀上一茶缸子玉米，看着把玉米装进黑乎乎的爆米花罐里，眼巴巴地等着红彤彤的火把罐烧热，支着耳朵听那"嘣"的一声，黄黄的玉米粒变成一朵朵小花从锅里蜂拥而出，香味在空气中弥漫开来，那叫一个美！料豆就是把豆子炒熟分给大家吃，孩子们把"料豆"装在口袋里，一边玩耍，一边放几个在嘴里，咯蹦咯蹦，那叫一个香、一个乐！

春季吃柳真能进补吗

柳树不仅是春的信使，形象也不错。垂柳像长发美女，枝细长下垂，微风吹来，随风摇摆，摇曳婆娑。旱柳，枝直立或斜展，像硬汉。

古代今朝，有不少描写柳树的诗词。有专门赞美柳树，赞美春天的《咏柳》：碧玉妆成一树高，万条垂下绿丝绦。不知细叶谁裁出，二月春风似剪刀。有：有意栽花花不发，无心插柳柳成荫。还有浪漫点的《竹枝词》：杨柳青青江水平，闻郎江上踏歌声。东边日出西边雨，道是无晴却有晴。

除了咏柳的，还有赞柳絮的。柳絮是柳树的种子。每年的3~4月份，满天的柳絮飞扬，如雪花飘飘。南朝的诗句：桃红柳絮白，照日复随风。唐朝杜甫的绝句：颠狂柳絮随风舞，轻薄桃花逐水流。现代的描述：窗外满地正照耀着暖洋洋的太阳光，漫天正飞舞着软绵绵的柳絮。

我国很多地方还有吃柳的习俗。特别是在清明的时候，柳叶饼是一定要吃的。掐一把嫩嫩的柳叶儿，洗净，余水，切碎，放适量的糖，均匀的揉进糯米粉里，做成小饼煎。

根据文献记载，柳花等都可以入药。柳絮，性凉味甘，可治黄疸等；柳叶，有清热解毒、利湿消肿之功；柳枝，是中医传统的接骨妙药；柳根，能祛风利湿、消肿止痛，可治疗乳痛、牙痛等疾病；柳树皮，有除痰明目、解热镇痛的神奇功效。

古人的看法是，不仅柳叶能治病，柳树的一身都能治病，所以，吃柳树叶、柳树芽等也就渐成风俗了。

柳树芽要在没有开花前采摘，先把柳芽用开水烫一遍，然后用凉水把苦味泡出，放上盐，淋上香油和香醋或拌上蒜泥、姜汁和黄酱即可。也可以与玉米面和在一起贴饼子；还可以把柳芽拌在饭里或和面蒸后吃，也有把柳芽晒干，到夏天用豆油炸着吃的。柳芽还可以泡茶，选用刚萌出的嫩芽晒干，然后同茶叶一起用开水冲泡，观之清香，饮之可口。

但关于柳树叶、柳树芽的营养成分，目前还没有翔实的记载。考虑到环境保护，我们还是应该爱护树木，不要为了满足自己的口味，去破坏树木。要做到：君子爱吃，取之有道吧。

**小食谱
大健康**

春饼

食材

白面500克，黄瓜200克，肉末50克，大酱100克，大葱50克。

制作

洗净切细条，大葱择洗净切丝，肉末过油后和大酱调匀成炸酱备用。将白面加入些许清水，和成面团，搁置5分钟，分成小块，擀成薄皮。平锅上火，放入面皮，烙熟，取出，包住黄瓜、大葱、炸酱即可。

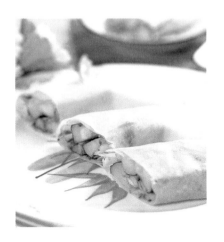

营养解说

黄瓜中的维生素C含量丰富，可帮助提高人体免疫力；葱中的挥发油和辣素有较强的杀菌作用。

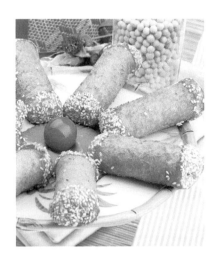

金穗芋泥卷

食材

芋头400克，面粉300克，芝麻15克，黄油、白糖各适量。

制作

❶ 芋头洗净，去皮切块，上锅蒸熟，用勺压碎，加糖搅拌好，成芋泥段。

❷ 面粉加盐、黄油、水和匀揉捏，放半小时，在平底锅上涂薄薄的一层油，用小火加热，放入平锅中，摊烙成圆形的春卷皮。在芋泥段的两端蘸上芝麻，然后下入油锅炸至金黄即可。

营养解说

芋头中含有较多的碳水化合物、维生素、矿物质和膳食纤维。

惊蛰春笋春分韭，健康吃法有一手

惊蛰吃春笋

惊蛰是春季的第三个节气。进入惊蛰就能听到春雷的响声啦，春雷声会惊醒蛰伏中的昆虫，虫虫们开始醒来活动啦。一般情况下，按照气象规律，这个时候各地天气已开始转暖，雨水渐多，是春播的有利时机。

惊蛰后，人们常感到困乏无力、昏沉欲睡，也就是我们常说的"春困"。应该注意早睡早起，充足睡眠，适当运动，保持精神愉悦。

惊蛰后的气温乍暖还寒、忽高忽低、变化大，为了抵御渐退的寒气，从衣着打扮上，应该注意保暖，实行"春捂"。南方的阴雨天气开始增多，北方仍然是干燥多风，因此，应多喝点粥、汤，注意水分的补充。

一些地方有惊蛰吃梨的习俗。梨性寒味甘，有润肺止咳的功效。梨可以生吃，也可以蒸着吃或煮着吃，只是蒸、煮会破坏其中的维生素。冰糖蒸梨、川贝蒸梨制作简单方便，对咳嗽有一定的作用。

山东的一些地区，惊蛰这天要在院子里生火摊煎饼；陕西的一些地方把黄豆用盐水浸泡后放在锅中爆炒，这都是寓意杀死害虫。

初春的南方，一些蔬菜上市了，如春笋、菠菜、荠菜等，不仅看上去诱人、而且吃起来味道鲜美。特别是春笋，色白如玉、肉质鲜嫩，被誉为"菜王"。春笋含的水分多，还有丰富的维生素和矿物质，特别膳食纤维含量高，可以促进胃肠蠕动、防止便秘。春笋的种类多，做法也多，可荤可素，炒、炖、煮、焖、煨等皆成佳肴。可以单独

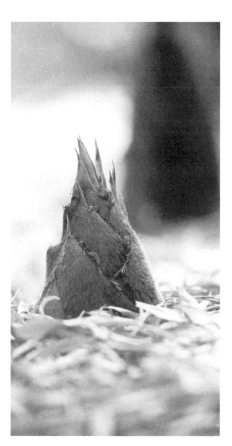

春天伊始，春笋味最美

吃，做成油焖春笋；也可以和肉类一起做，如春笋炒肉、春笋白拌鸡；也可以和海鲜搭配在一起，春笋烧鲥鱼、春笋烧海参；还可以做成烧麦、面、汤等。

春分吃韭菜

我国的旧历中立春、立夏、立秋、立冬表示四季的开始，春分、夏至、秋分、冬至则表示各季的中间。春分在每年的3月21日前后（20～22日）。春分这天，太阳光直射赤道，地球各地的昼夜时间相等，所以古代春分秋分又称为"日夜分"。

春回大地，天气渐暖，皮肤的血管和毛孔逐渐弛缓舒张，循环系统功能加强，皮肤末梢血液供应增多，汗腺也分泌增多。由于人体内血液的总量是相对稳定的，供应外周的血量增多，供给大脑的血液就会相对减少，从而产生"困"的感觉。此外，春天白天逐渐增长，夜间逐渐变短，人们睡眠时间相对减少，也易感到困倦。因此，要注意保暖睡足。春分时节，尽管天气渐暖，但气温变化大，爱美的年轻人穿的少，容易受凉，降低对疾病的抵抗能力。因此，穿衣以保暖为原则，尽量捂着点。睡眠不足同样会降低人体对疾病的免疫力，要保证每天睡足，不熬夜。

除了遵循"食物多样"的原则外，春分时节值得一吃的就是韭菜。俗话说，韭菜有"春食则香，夏食则臭"之说。这时的韭菜嫩、鲜，最好吃；春天

的韭菜宜用剪子剪，一剪下去，香味已经扑鼻而来，剪下的韭菜嫩得冒水。

从韭菜的营养成分含量看，其中含的维生素和矿物质和其他常吃的蔬菜相比，并没有特别的，但韭菜中的膳食纤维丰富。膳食纤维能增进胃肠蠕动、保持大便通畅，可以预防便秘和肠癌。韭菜营养成分的另一个特点就是含有的植物化学物，包括含硫化合物及挥发性的精油，所以，韭菜有独特的韭香气味。韭菜还含有皂甙、黄酮类等物质。这些物质除具有一定的杀菌消炎作用，可以帮助提高免疫力，还可以降低血脂。

韭菜的吃法有多种，可以炒、拌，做配料、做馅等。

炒： 韭菜炒鸡蛋用料简单，省时省力，营养丰富。鲜绿色的韭菜，配上鸡蛋的淡黄色，可以说是色香味俱佳。韭菜和海鲜放在一起炒也是很好的搭配。

做馅： 韭菜是做馅的主角，如韭菜肉馅、三鲜馅、韭菜鸡蛋馅等，就是用白菜馅，加点韭菜，立即起到增鲜提味的效果。韭菜馅可以用于包饺子、包子、馅饼、锅贴、菜盒子、菜条子……

做汤： 韭菜也可以作为辅料，做汤来调味，如韭菜鲫鱼汤等。

生吃： 韭菜可以直接腌着吃。将韭菜洗净、晾干，切成寸段，拌上食盐、花椒，即可食用。

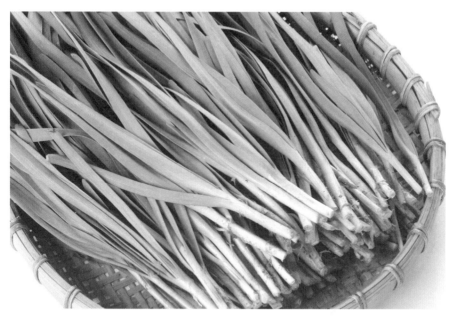

"春韭香，夏韭臭"，春天的韭菜最鲜美可口

知识 小链接　怎样挑选新鲜的韭菜

新鲜韭菜根部截口处较齐。捏住根部，叶片能直立、不萎靡的比较新鲜；根部截口处长出一节，说明存放时间较长，不新鲜了。

韭菜有宽、细叶之分。宽叶韭菜叶呈淡绿色，纤维少；细叶韭菜叶片修长，叶片呈深绿色，纤维多，香味浓。韭黄则是在温室避光栽培的韭菜，叶淡黄，口感软嫩，但不如韭菜清香。

**小食谱
大健康**

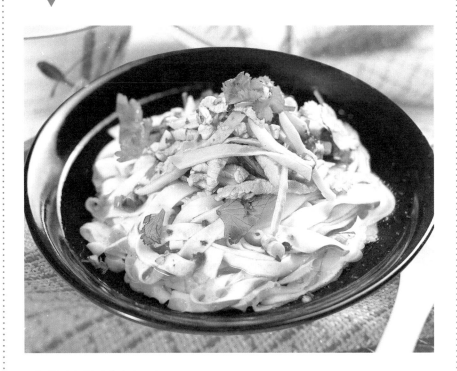

香菇竹笋清汤面

食材

面条250克，香菇、竹笋、瘦肉各30克。鲜汤40克，红油5克，蒜末、姜、葱、香菜各少许。

制作

❶ 竹笋、香菇、瘦肉切成丝；姜、葱分别切末；姜末、葱末、蒜末、红油调和成味料。

❷ 锅置火上，下入竹笋、香菇、瘦肉炒香，加鲜汤煮熟。

❸ 锅烧开水，下入面条煮熟，捞出盛入碗中，将香菇、竹笋、瘦肉及调好的味料拌匀即可。

> **营养解说**
>
> 香菇除了含有人体需要的氨基酸外，还有多种维生素，为此被人们称为"维生素的宝库"。竹笋本身含有多种营养成分，具有丰富的膳食纤维。经常食用，有促进胃肠蠕动，防止便秘、预防肠癌的作用。

**小食谱
大健康**

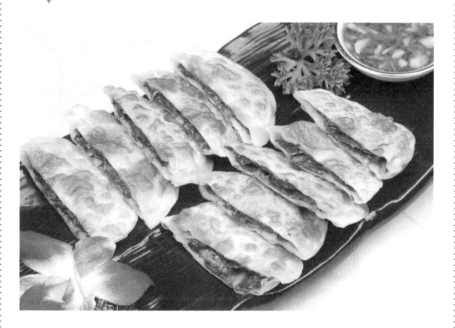

韭菜盒子

食材

韭菜250克，虾皮10克，粉丝80克，虾皮10克，中筋面粉200克，生抽、香油、盐、油、热水适量。

制作

① 将面粉加入热水和成面团，盖上湿的屉布醒半个小时。

② 韭菜洗净沥干水后切末，粉丝加水泡软后切碎，虾皮剁碎。把韭菜、粉丝、虾皮拌在一起，加盐、香油、生抽，搅拌均匀成馅料。

③ 把醒好的面团揉成长条的面棍，然后分成大小相等的剂子。

④ 再将剂子擀成圆皮。

⑤ 取一个面皮，包入适量馅料，像捏包子那样把边捏在一起。

⑥ 将有褶的一面向下放在案板上，用手压成扁圆形。

⑦ 平底锅里倒入少许油，烧至5成热，把包好的韭菜盒子放进去，小火慢慢地把两面都煎成金黄色。依次包好煎熟。

营养解说

韭菜盒子主要食材是韭菜、虾皮，含膳食纤维和钙比较丰富。

清明鸡蛋谷雨椿，吃出美味与健康

清明吃鸡蛋

清明节又称"寒食节"，它的由来要追溯到春秋时代的一次放火烧山事件。当时晋国的公子重耳在外流亡多年，他有个叫介子推的属下特忠诚，一直跟随他并立下大功。后来，重耳当上了晋国的国王，也就是晋文公。晋文公想给介子推封官加爵，介子推不愿意做官，便背着老母到深山里玩起了躲猫猫。晋文公怎么也找不到，于是就想了一特馊的主意：放火烧山，逼介子推出来。不料介子推却和母亲抱着一棵大树，宁愿烧死，也不出山。晋文公伤心地把绵山改称介山，也就是现在山西介休县的介山，又下令把介子推被烧死的那一天定为寒食节，以后年年岁岁，每逢寒食节都要禁止生火，吃冷饭，以示追怀之意。等到唐朝时，把清明与寒食节合并成"清明节"，逐渐形成了扫墓、踏青、荡秋千、蹴鞠、打马球、插柳等民俗活动。

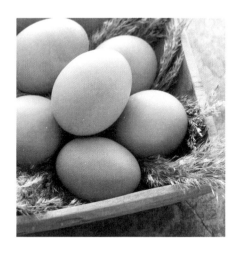

小时候过清明节，都要去陵园祭奠扫墓。除此之外，记忆最深的就是吃煮鸡蛋了。20世纪60～70年代，对大多数家庭来说，鸡蛋属于奢侈品，并不是想吃就能天天吃。清明那天，小伙伴们拿出各自带的煮鸡蛋比大小，相互撞击，比谁的鸡蛋硬，给不富裕的生活增添了点乐趣。我国许多地方都有清明节吃煮鸡蛋的习俗。一些地方，清明节吃鸡蛋，就如同端午节吃粽子、中秋吃月饼一样重要，称为"吃蛋节"。除了吃煮鸡蛋，还有吃蛋糕、夹心饼、清明粽、馍糍、清明粑等。

说起鸡蛋，许多人担心蛋黄中胆固醇的含量高，所以不吃鸡蛋，或者吃鸡蛋时把蛋黄丢掉。胆固醇在人体内是正常存在的，我们的皮肤、骨骼、心脏、血液中，几乎所有的组织都是含有胆固醇的，只是量的多少不同。胆固醇不仅是我们身体的组成成分，而且还起着很重要的作用，包括有助于血管壁的修复和完整。血液中的胆固醇太多不好，太少也不行，如果偏少，血管壁会变得脆弱，有可能引起脑出血。所以，不需要"谈固色变"啊！

胆固醇有两个来源，一个是"国产"的，也就是身体内自己生产的，在肝脏合成，是人体内胆固醇的主要来源，每天大约有1000毫克；另一个是"进口"的，就是从吃的食物中来的，每天有300~500毫克。为了防止胆固醇过多引起的对健康的不良影响，建议每天摄入的胆固醇不宜超过300毫克；高血脂者，应更加严格限制，每天不超过200毫克。一个鸡蛋中胆固醇的含量约200毫克，对一般人来说，一天吃一个鸡蛋是可以的。

一些爱吃猪脑、羊脑的人要注意，每100克猪脑、羊脑中含胆固醇在2000毫克以上。动物的内脏，包括肝、肾、肺、心、舌、肚、大肠、蟹黄、鱼籽、墨斗鱼中胆固醇的含量都高于鸡蛋。因此，"爆肚""卤煮"要少吃。平常应注意控制动物性食物的消费量，多吃些膳食纤维多的蔬菜、水果，还有五谷杂粮等。这样既有利于胆固醇的排泄，又可减少胆固醇的合成与吸收。

谷雨吃香椿

谷雨是二十四个节气中第六个节气，也是春季的最后一个节气，接下来就进入夏季了。

谷雨后的气温回升速度加快，雨量开始增多，所谓"雨水生百谷"，正是"广种"的大好时节。从健康第一的原则出发，这也是开展锻炼的好时机。提醒各位应根据自身情况，选择能坚持下去的锻炼项目，可选择传统项目，如快走、慢跑、打太极、跳广场舞等，也可实施最近比较流行的"平板"等。经常锻炼可以畅达心胸、怡情养性，增强免疫功能，减少疾病的发生。

谷雨到来之际，有种蔬菜不得不说，那就是香椿芽。香椿芽又叫香椿头、香椿尖，被称为"树上蔬菜"。"雨前香椿嫩如丝"，谷雨前后的这段时间正是香椿上市的时节。因为少、味好，所以就显得特别"金贵"。过上半月十来天，温度上来了，芽长的特别快，多了，人们对香椿芽的态度也就变了，老的扔掉就不吃了，"身价"也大大降低了。

从营养成分来看，香椿并没有什么特别的，每100克香椿中含蛋白质1.7克、维生素B_1 0.07毫克、维生素B_2 0.12毫克、维生素C40毫克、维生素E 0.99毫克、胡萝卜素700微克、钙96毫克、磷147毫克、钾172毫克、镁147毫克、锌2.25毫克、硒0.42毫克、铁3.9毫克、膳食纤维1.8克。人们喜欢吃香椿，更多注重的是它鲜、香等独特的口味。

香椿的吃法有很多，炒、拌、蒸、炝都可以。根据不同的地域、口味爱好等会变化出不同的吃法，最常见的有盐淹香椿、香椿拌豆腐、香椿炒鸡蛋、香椿拌鸡丝、炸椿芽鱼等。

将洗净的香椿和蒜瓣一起捣成泥状，加盐、香油、酱油、味精，制成香椿蒜汁，用来拌面条或当调料，那是别具风味。

香椿炒鸡蛋：把春芽掰下来，洗净、切碎，打两个鸡蛋，拌好，放少许盐，锅中放少许橄榄油，下锅，翻炒，转眼间一盘满屋飘香的香椿炒鸡蛋就做得了。

香椿拌豆腐：豆腐含有丰富的优质蛋白质，香椿中有丰富的维生素和矿物质，说绝配有点过，但确实是很好的搭配。

煎香椿饼：面粉、香椿、鸡蛋、葱花适量。将香椿切段，面粉调糊，加入鸡蛋、葱花、料酒，和香椿拌匀；平锅放油烧热，舀入一大匙面糊摊薄，煎至两面变黄即成。

炸香椿鱼：属于传统菜。初夏的时候，由于产量大大增加，香椿的身价也就大跌了。把香椿洗好，加些面粉，放在油中炸，一会儿金黄色小鱼状的香椿鱼也就出锅啦。在食物短缺的时候，是美食；但现在我们食用油的用量普遍超标，建议浅尝辄止。健康第一！

除了以上这些吃法，还可以将香椿腌一下、储存起来，但是因为含盐量高，还是要少吃为好。

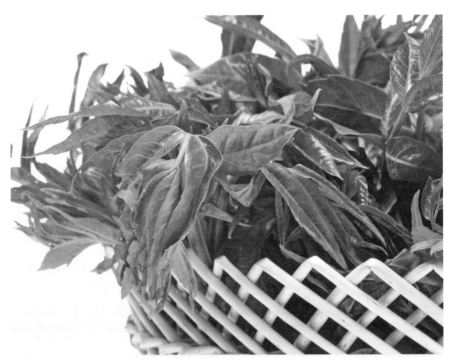

谷雨时分的香椿最鲜嫩可口

**小食谱
大健康**

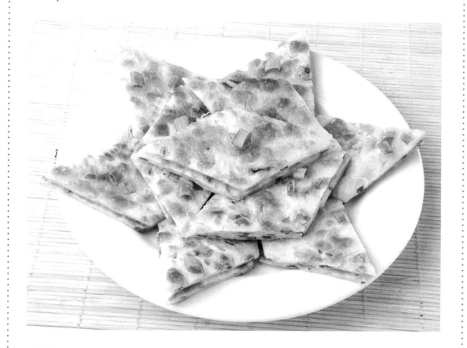

香椿鸡蛋饼

食材

香椿70克，鸡蛋3个，色拉油、食盐、葱少许。

制作

❶ 鸡蛋打散，加入很少量的盐；香椿在沸水中焯一分钟，待紫色消除变为绿色即可捞出并沥干水分；将焯过的香椿和葱花都切末备用。

❷ 平底锅中刷一层薄薄的油，开火，倒入1/3的蛋液；小火至蛋液表层半凝固，均匀的撒上香椿末；这时再倒入1/3的蛋液，均匀的浇在香椿表面；盖上锅盖，用小火焖至蛋液表面凝固；将锅中的蛋饼取出，准备翻面。

❸ 翻面前在锅中倒入最后1/3的蛋液；同样是等蛋液表面半凝固时将翻面的蛋饼放入（还可以在蛋液上先撒些许葱花）；用锅铲轻轻按压蛋饼，尤其是蛋饼的边缘，使其上下部分紧密结合；盖上锅盖再小火焖5分钟即可取出食用。

> **营养解说**
>
> 香椿味美且有增进食欲的效果，但要注意，香椿中亚硝酸盐含量较高（尤其是老叶），烹炒或凉拌前先用沸水焯烫1分钟左右。

小食谱
大健康

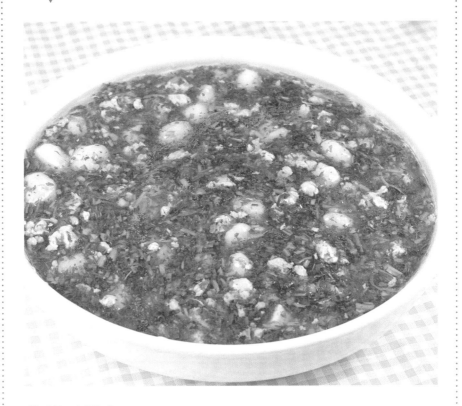

荠菜四鲜宝

食材

荠菜、鸡蛋、虾仁、鸡丁、草菇各适量，盐10克，淀粉、黄酒各适量。

制作

❶ 鸡蛋蒸成水蛋；荠菜、草菇洗净切丁；虾仁洗净；虾仁、鸡丁用盐、黄酒、淀粉上浆后，入四成热油中滑油备用。

❷ 锅中加入清水、虾仁、鸡丁、草菇丁、荠菜烧沸后，用剩余调料调味，勾芡浇在蛋上。

营养解说

民间素有三月三吃荠菜煮鸡蛋的习俗，正所谓"三月三，荠菜赛灵丹"。荠菜含有丰富的维生素C和胡萝卜素，有助于提高机体免疫功能，另外，荠菜含有大量的膳食纤维，可增强胃肠蠕动，防止便秘。

夏日炎炎似火烧，饮食消暑有绝招

夏季的饮食原则

夏季天气炎热，正所谓"六月六，热死狗"，在这个炎热的季节，清热避暑是保证身体健康的一个重要措施，说到消暑之道，不由想起小说《水浒传》中的一首诗："赤日炎炎似火烧，稻田禾苗半枯焦；农夫心内如汤煮，公子王孙把扇摇"。如果用今天的眼光来看，当时就是"公子王孙"的避夏方法，也只不过躲在凉爽的地方，"摇摇扇子"罢了。

实际上，古人消暑度夏没那么简单，周朝就在制冰了，而冷宴则出现于秦汉之际，很多食物都是经过冰冻后再食用的。冰激凌的前身，就是元朝时期的冰冻奶酪。1209年的时候，意大利人

马可波罗旅居北京，当他漫步北京街头看见卖冰冻奶酪时，感到十分新奇，便卖了一块尝尝，觉得清凉可口，赞叹不已，回到威尼斯后，便向意大利商人传授我国冰冻奶酪的制造方法。意大利商人所制作的冰冻奶酪，就是我们今天所见到的冰激凌。

由此可见，古人在饮食避暑方面，也很在行，当然了，夏季不仅仅是热，还潮湿，这种天气很适合病原体的生存，因此，夏天也是某些传染病的高发期。想要保证身体的健康，光避暑也不行，还需要增强自身的抵抗力，才能远离腹泻、痢疾、中暑等夏季疾病的困扰。其饮食原则，可用"三多三少"概括。

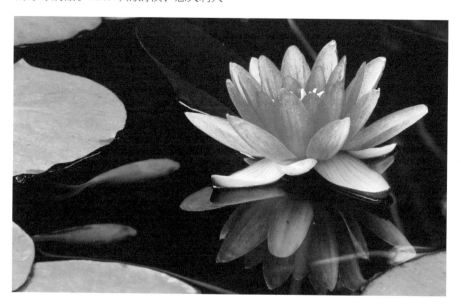

1. 多汤水，少冷饮。

夏季每天应少量多次喝白开水，也可喝绿茶水、绿豆汤或酸梅汤等饮料消烦除渴。夏季多喝汤能调节口味，增强食欲。冰冷食物虽可暂时缓解燥热，但这种"刺激性"降温的行为会刺激胃肠等，影响胃液分泌而使食欲减退，容易诱发消化不良、厌食、腹部胀痛、腹泻等胃肠道疾病。

2. 多蔬果，少油腻。

夏季蔬菜瓜果种类繁多，营养丰富。市面上常见的苦瓜、冬瓜、番茄、丝瓜、南瓜、黄瓜、西瓜等，有清凉祛暑的作用，应适量食用。吃油腻食物会加重胃肠的负担，人们会感到腹胀，不思饮食、疲倦感加重。夏季饮食应以清淡平和为主。

3. 多熟食，少生冷。

夏季时节，人们往往喜欢生吃瓜果、海鲜等食物。值得注意的是，夏季气温高，各种病菌和寄生虫容易繁殖，如果不注意饮食卫生，特别是到"三无"摊点吃不卫生的食物，很可能会染上疾病。

"饮料"过多害健康

炎热的夏季，人们容易出汗，出汗会丢失水分、水溶性维生素及一些矿物质。大多数家里的冰箱中都备有多种饮料。喝饮料已经逐渐成了现在饮食生活的一个组成部分。

喝饮料本身无可非议，但无论干什么都有个度的问题。近年来，越来越多的研究发现，过量消费饮料会对健康有负面的影响。

一家英国媒体曾经报道，1名25岁的英国女子每天要喝20罐碳酸饮料，体重达到120多千克。后来在伯明翰做了胃部手术，随后正式向碳酸饮料"宣战"。在家人的鼓励下，任何碳酸饮料都被她拒之门外。1年后她的体重减轻了63.5千克。她回忆说，"我完全没意识到碳酸饮料里面有这么多糖分……"

很多人没有意识到绝大多数饮料中都是含有能量的，含糖饮料中所含的能量相当于1个半馒头提供的能量。因此，经常喝饮料，同时不注意饮食的控制，能量摄入就会增加，时间长了就会从"量变到质变"，影响健康了。所以，夏季如果要选择用饮料来解渴，最好选用清淡的饮料，不选或少选含糖饮料。

实际上，最好的饮料是白开水，因为白开水容易透过细胞膜进入细胞促进人体的新陈代谢，增强机体免疫功能，提高人体抗病能力，是最符合人体需要的饮用水。

立夏鲜果小满"葚"，吃果要选鲜与嫩

立夏吃鲜果

夏季是农作物进入旺季生长的一个重要节气。因此，在古代对立夏这天都非常重视。帝王要率文武百官到京城南郊去，举行迎夏仪式。迎夏时要穿红色的礼服，配朱红色的玉佩，连马匹、车旗都要朱红色的，以表达对丰收的企求。进入夏季，雷雨增多，气温明显升高，人体的新陈代谢加快，能量消耗大，容易出汗，出汗会丢失水分、水溶性维生素等微量营养素。高温还会使人体的消化液分泌减少，容易出现食欲下降等不适。因此，立夏时节需要合理安排作息时间，以及及时补充营养物质。具体要求，主要有三点：

1. 充足睡眠，平心静气。

立夏以后天黑得晚、亮得早，人们往往容易晚睡早醒，造成睡眠不足，白天常"打盹"。要根据节气变化，生活规律，充足睡眠。有条件的话，中午小睡一会儿，尤其是老年人要通过午睡来补充睡眠。中午没午睡习惯的人，可听听音乐或闭目养神，以保证饱满的精神状态和充足的体力。立夏后人们容易感到烦躁不安，因此，要做到"戒怒戒躁"，切忌大喜大怒，要保持心情舒畅，安闲自乐。多开展些户外活动。

2. 足量喝水，少食生冷。

许多人都喜欢吃些清凉的食物来"消暑"，例如凉菜、西瓜、冰激凌、冰镇汽水、啤酒等。过凉的食物会刺激胃肠道，影响消化液的分泌使食欲减退，造成消化不良、厌食、腹部胀痛、腹泻等胃肠道疾病。此外，冰冷食物虽可暂时缓解燥热，但口腔受冰冷刺激后，容易造成唾液腺及舌部味觉神经、牙周神经迅速降温，有时甚至出现麻痹状态，会刺激咽喉，引起咽炎或牙痛等不良反应。每天应少量多次饮用白开水，也可饮用绿茶水、绿豆汤或酸梅汤等饮料消烦除渴。夏季多喝汤能调节口味，增强食欲。

3. 多吃蔬果，少食油腻。

吃油腻食物会加重胃肠的负担，人们会感到腹胀，不思饮食、疲倦感加重。夏季饮食应以清淡平和为主。夏季蔬菜瓜果种类繁多，营养丰富。市面上常见的苦瓜、冬瓜、番茄、丝瓜、南瓜、黄瓜、西瓜等，有清凉祛暑的作用。尤其是一些深色的果蔬，如胡萝卜、芒果、红黄番茄等，它们含有大量的胡萝卜素及植物化学物质，有助于增强免疫力，补充维生素、矿物质和膳食纤维。

小满吃桑葚

小满是二十四节气中第八个节气，这天太阳到达黄经60°。

和清明、夏至等节气相比，人们对

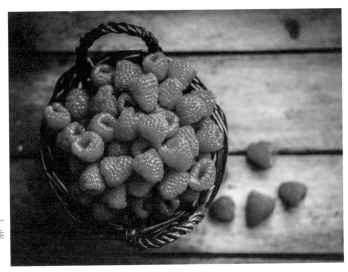

桑葚有夏季第一果之称，小满季节开始大量成熟

小满并不熟悉。这个时候有很多东西可以吃了，树上的小青杏、小毛桃、桑葚……但吃这些东西都有点冒险性。以前的果树都有点高，不像现在的新品种，树矮果多，伸手可及。想吃到这些，会爬树是最基本的技能。坐在树杈上，挑选看上去不错的果果，放在嘴里。杏，酸的是龇牙咧嘴；桃，在衣服上蹭蹭，弄的浑身发痒；桑葚，吃出个红嘴唇、紫嘴唇。

还有一种吃食，就是新鲜的麦穗啦。早一点的麦种，都是带麦芒的，掐一个麦穗，抽一个麦芒，就可以品尝到新鲜的麦片子了。嫩时，是一小汪浓浓的、甜甜的乳白色的汁；再成熟点，就放在手里搓，不一会儿手里就有一小把的麦粒了，放在嘴里咀嚼那叫一个香甜。再成熟点麦粒有点硬，就不好吃了，可以用来熬麦片汤。

小满的含义是夏熟作物的籽粒开始灌浆饱满，但还未成熟，只是小满，还未大满。谚语有"大落大满，小落小满"的说法。"落"是下雨的意思，雨水越充沛，越是大丰收。在北方，这段时间气雨水充沛，光照充足，温度适宜，对小麦灌浆有利。在南方雨水增多，正是播种插秧的好时候。

小满节气的主要天气特点是高温高湿多雨，因此，要注意防暑降温，食物、衣物都要注意防潮、防霉。饮食的原则：食物多样，清淡为主。经常吃一些赤小豆、薏苡仁、绿豆等小杂粮，这个季节更多的水果蔬菜上市，建议多吃应季的蔬菜水果；要少油、少盐、清淡为主，少用油炸、煎的方式，多用炖、煮、蒸的方式。注意要足量喝水，少喝含糖饮料。这个期间，中考、高考将至，家长要合理安排好考生的饮食。

夏季消暑绿豆汤，会吃才能得健康

小小绿豆功效多

记得小时候，街上的小饭店，每到炎热的夏季，都会在门前摆出毛笔书写的大招牌："供应冰镇绿豆汤，每碗一元"，生意好得很。今天虽然小饭店不供应绿豆汤了，但夏天喝绿豆汤的习俗却在很多地方都保留了下来。

绿豆的吃法很多，可以做成汤、粥、豆沙、豆糕、豆芽，而绿豆糕、绿豆酒、绿豆饼、绿豆沙等在很多地方都是特色食品，绿豆芽、绿豆粉皮也是人们餐桌上的常客。

大概因为绿豆深得人们喜欢，且自身也有解毒作用，所以早几年，绿豆被炒得沸沸扬扬，成了包治百病的"灵丹妙药"。这世上当然没有什么东西能包治百病，绿豆也如此。但绿豆确确实实有非常多的功效，《开宝本草》："主丹毒烦热，风疹，热气奔豚，生研绞汁服。亦煮食，消肿下气，压热解毒。"《本草纲目》讲："厚肠胃。作枕，明目，治头风头痛。除吐逆。治痘毒，利肿胀。"《随息居饮食谱》："绿豆甘凉，煮食清胆养胃，解暑止渴，利小便，已泻痢。"可见，从古至今的医家们都对绿豆有所研究，对其清热解毒的

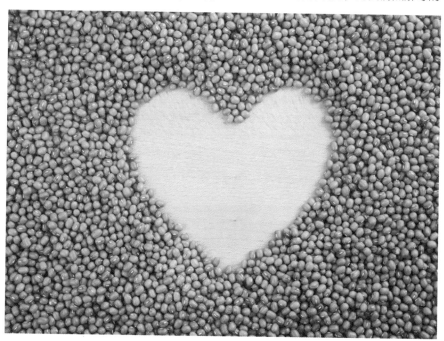

绿豆有清热解暑的功效，熬汤或煮粥都有极好的解暑作用

功效也一再提起。而且，绿豆不仅可以吃，还可以作枕头，有治头风头痛、明目的作用。

绿豆营养分析

现代医学分析，绿豆的营养成分有以下几个特点：

1. 每100克的绿豆中含蛋白质21.6克，是大米的两倍还要多，其氨基酸组成中赖氨酸含量丰富。大米、小麦粉中的赖氨酸缺乏，因此，绿豆最好和米或面的制品一起吃，从而发挥它们蛋白质互补作用。

2. 脂肪的含量少，以不饱和脂肪酸为主。

3. 含有多种维生素和矿物质，都比稻米多。

4. 干绿豆中不含维生素C，做成绿豆芽后含有丰富的抗坏血酸。

5. 绿豆中还含有许多生物活性物质，包括单宁、生物碱、植物甾醇、皂甙和黄酮类化合物等。这些植物化合物具有抗菌抑菌、增强机体免疫力、降低血中胆固醇、抗肿瘤等作用。

绿豆怎么吃？

讲了这么些，还得说说怎么吃绿豆最好。夏天出汗多，机体会丢失一定量的矿物质和维生素，用绿豆煮汤不仅能补充水分，而且还能及时补充矿物质和维生素。这大概也是绿豆汤经久不衰的原因，从营养学的角度来看，喝绿豆汤没有什么禁忌。绿豆汤煮好后，最好自然放凉了，喝温的，温的绿豆汤香甜可口。很多人夏天的时候喜欢喝冰镇绿豆汤，因为绿豆本就性寒，再经过冰镇，寒气更甚，会刺激胃肠道，所以并不推荐。

当然，和所有的食物一样，绿豆汤在营养上也有其优缺点，也还是要适量吃，一次不能喝太多。一般以不超过300毫升（一碗的量）为宜，夏天可以每天喝一碗。要想达到促进健康的目的，还需要遵循食物多样、均衡营养的原则。

绿豆与稻米、黄豆营养成分对比（100克）

	绿豆	稻米	黄豆
能量(千卡)	316	346	359
蛋白质(克)	21.6	7.4	35
碳水化合物(克)	62	77.9	34.2
膳食纤维(克)	6.4	0.7	15.5
维生素A(微克)	22		37
维生素B$_1$(毫克)	0.25	0.11	0.41
核黄素(毫克)	0.11	0.05	0.2
尼克酸(毫克)	2	1.9	2.1
维生素E(毫克)	11	0.46	18.9
钙(毫克)	81	13	191
磷(毫克)	337	110	465
钾(毫克)	787	103	1503
镁(毫克)	125	34	199
铁(毫克)	6.5	2.3	8.2
锌(毫克)	2.2	1.7	3.34
硒(微克)	4.3	2.23	6.16
铜(毫克)	1.1	0.3	1.35
锰(毫克)	1.11	1.3	2.26

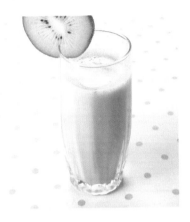

猕猴桃桑葚奶

食材

猕猴桃1个，桑葚一大把，鲜奶、蜂蜜适量。

制作

❶ 猕猴桃去皮，切块放入榨汁机内。

❷ 桑葚洗净放入榨汁机内。

❸ 榨汁后，过滤然后加入鲜奶和蜂蜜，调匀即可。

营养解说

猕猴桃的维生素C含量在水果中称王称霸，经常食用可增强免疫力。

藕香绿豆汤

食材

莲藕粉35克，冬瓜皮150克，绿豆75克，清水1000毫升。

制作

❶ 绿豆洗净、浸泡水中5小时；冬瓜皮洗净、切块备用。

❷ 将清水、绿豆、冬瓜皮放入锅中，大火煮滚后，转小火煮至熟。

❸ 莲藕粉加水调匀，倒入煮好的粥中，快速拌匀即可。

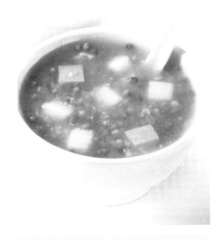

营养解说

绿豆清热解毒、消暑利尿，藕健脾开胃、清热凉血，冬瓜皮利水消肿。这道汤有极好的消暑效果。

芒种麦粥有嚼头，夏至面食最爽口

芒种天气热，体力消耗大

芒种是二十四节气之一，"芒"指麦类等有芒作物；"种"，则指谷黍作物的播种。芒种的意思是"有芒的麦子快收，有芒的稻子可种"，纯朴中蕴含着农业的规律。也就是说，大麦、小麦等有芒的农作物已经成熟，要抓紧时间抢收；晚谷、黍、稷等夏播作物需要赶紧播种了。这又收又播的，当然"忙"啦。确实，在农业技术落后的年代，粮食的播种和收获，主要靠人力，家里劳动力多的，收的就快一些，多一些；还要看老天的脸色，天好时，割、晒、收，几天功夫粮食就入囤啦；如果芒种前后连阴雨天气及风、雹等，往往使小麦不能及时收割、脱粒和贮藏，导致麦株倒伏、落粒、穗上发芽霉变，收成就受影响啦。现在有了现代化的收割、播种设备，效率大大提高了，粮食的损失也少了。

立夏时节的一个显著特点是气温升高、天气炎热，尤其是在我国长江中下游地区，空气非常潮湿，天气异常闷热，是消耗体力较多的季节。从养生方面来讲，应该注意以下这样一些事项。

在饮食方面，要以清淡为主，少盐少油，少吃肉，多吃谷类食物，各种应季的蔬菜、水果上市，最好选用新鲜的蔬菜水果，做到顿顿有蔬菜，天天有蔬果。

芒种的最佳时令水果是桑椹。小时候都是爬到树上、坐在树杈上吃桑葚。桑葚主要由红、黑两种，吃红的会吃个大红嘴唇，黑的吃出个黑花脸……这些已经成了儿时美好的回忆。成熟的桑葚味甜汁多，酸甜适口，但没有好的保存办法，最好是从树上边摘边吃。桑葚中含丰富胡萝卜素、维生素B_2和维生素C、矿物质等营养物质，非常适合在夏天食用。

这个季节出汗多，体内的水分容易丢失，因此，要特别注意水分的补充，多喝水、喝足水。由于白天长夜晚短，人容易犯困犯懒，有条件的话，中午可以小憩一下，以恢复体力和脑力，有利于提高下午的工作效率。

补充水分，除了喝水外，可以每天喝点汤粥，麦仁粥、绿豆汤都是不错的选择。麦仁就是整粒的麦粒稍经碾磨制成的，由于是粗加工，维生素、矿物质和膳食纤维损失的少。麦仁粥的做法很简单，抓两把麦仁加水熬就行，开锅后，麦片的香味也就弥漫开了。熬好放凉后，汤是浓浓的麦香，麦仁有嚼头，越嚼越香甜。来上一大碗，既补充水分，又有利于健康。

炎炎夏日还易导致人精神不振、注意力不集中、心情焦躁。因此，在精神调养上，应该保持轻松、愉快的状态，不要恼怒忧郁。这样可使机体得以宣畅，振奋精神，通泄得以自如。因此，要学会自我心理调节，比如听听音乐、散散步、想想美好的事情等，努力做到静心、安神、戒躁、息怒，同时要保证充足睡眠。

冬至饺子夏至面

夏至是二十四节气之一，具体日期是在每年的6月21日或22日。夏至这天，太阳直射地面的位置到达一年的最北端，几乎直射北回归线，因此，是北半球一年中白昼最长的一天。

夏至并不是说"夏天来了"，而是代表着夏天已经过了一半。夏至以后气温会逐渐升高，将进入最热的时段，真正的暑热天气是指夏至到立秋这两个节气直接的时间段，也就是俗话说"热在三伏"。夏日炎炎，温度高，天气燥，容易急躁上火。

夏至到来后我们应顺应自然界阴阳盛衰的变化，早睡早起，保证充足的睡眠，有条件的利用午休来弥补夜晚睡眠的不足。夏至时节，体内水分丢失快，要特别注意补水、防暑；还要保持良好心态，少发火，注意清淡饮食。

说到夏至的饮食，离不开面。俗话说："冬至饺子夏至面"。可以说，夏至吃面是种风俗，流行于全国大部地区。正如清朝潘荣陛《帝京岁时纪胜》中记载："是日，家家俱食冷淘面，即俗说过水面是也。"夏至吃面是有说法的，夏至虽不是夏天最热的时候，但表示炎热的夏天即将来到。人们从夏至开始调整饮食，以能量低、便于制作、清凉的食品为主要饮食，面条通常为一般家庭的首选。所以，夏至面也叫做"入伏面"。夏至这天北方各地普遍要吃面条，山东人吃面条要过凉水，俗称过水面。

面条是由小麦粉为原料制作的，属于谷类食物，主要为我们提供碳水化合物、蛋白质、膳食纤维及B族维生素等营养物质，营养并不全面。因此，吃面关键在于吃面的配菜。配菜其实都是很平常的：几个鸡蛋，打匀炒成碎碎的；一小把韭菜切碎，急火快炒；一根黄瓜、一根胡萝卜切成细丝；一点咸菜，切成碎末；剥几瓣蒜，放在蒜臼中砸成蒜泥，然后放到小碗中加醋……配料基本上就备齐了。黄黄的鸡蛋、绿绿的韭菜、红黄色的胡萝卜，五颜六色，再加上食物的香味，马上就有了吃的欲望。面条煮好后，马上放到晾凉的开水中，盛到碗里，加上各种配料，不仅口味颇佳，而且营养基本达到要求。

老北京人爱吃的是炸酱面，面条煮熟后用凉水一过，调上炸好的酱，拌上黄瓜丝、水萝卜丝、黄豆芽，再来两瓣蒜，吃起来那叫一个香！不过炸酱的量不宜过多，太多则会摄入更多的盐分。

有些地方的居民喜欢自己做手擀面、抻面，用芝麻酱、花椒油、老陈醋一拌，就是麻酱拌面，吃起来也别有风味。还有人爱在酷热的夏天吃热面，那叫"锅挑儿"，据说有"辟恶"之意，多出汗以祛除人体内滞留的潮气和暑气。

总之，吃法虽多，但有一点必须得注意，就是配料一定不能少，少了，营养就会打折，也就达不到促进健康的目的了。

知识小链接 | 夏至睡不好，试试子午觉

夏至时节，天越来越热，睡眠不好的人也多了起来：既有睡不着和早醒的，也有梦多易醒的。俗话说："每天睡得好，八十不见老。"夏天睡眠质量不好，对身体的影响是非常大的，还会导致秋、冬季节体质下降。因此，保证夏季睡眠，是相当要紧的。那么，在夏季，该如何来弥补自己的睡眠不足呢?我们不妨试试子午觉。

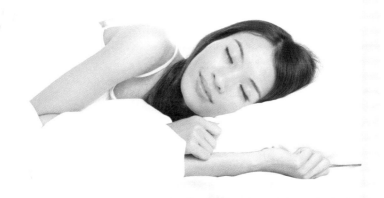

什么是子午觉? 按照旧时计时法，"子"是指夜半，夜间23点到凌晨1点之间。而"午"是指正午，它是白天11点到13点的时间段。子午觉怎么睡，归纳起来叫"子时大睡，午时小憩"。晚上23点一定要自己处于熟睡的状态，这跟现代医学研究发现的人体需要在23点之前进入深睡眠状态理论不谋而合的。这就是所谓"子时大睡"。"午时小憩"指的是1点前一定要让自己休息30分钟左右，最多不要超过1小时。

**小食谱
大健康**

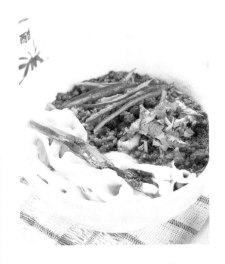

炸酱刀削面

食材

猪肉100克，刀削面100克，甜面酱、干黄酱各适量，花椒粉、胡椒粉、盐适量，牛肉汤50毫升。

制作

❶ 猪肉洗净剁成肉末。

❷ 油下锅，当油温达至180℃时，放入干黄酱、甜面酱炒出味，再放肉末炒熟，加花椒粉、胡椒粉、盐，制成炸酱。

❸ 刀削面过水煮熟捞出，加炸酱和汤即成。

营养解说

面条是用硬小麦和全麦面粉制作的，膳食纤维素含量丰富，还有多种矿物质。与用去麸小麦制作的白面包不同，精制面粉缺乏很多营养。

茯苓家常面

食材

面、胡萝卜块、牛蒡段、小白菜各100克，猪里脊、黑香菇、芹菜段各75克，茯苓10克，栀子5克，盐4克，淀粉8克。

制作

❶ 清水煮沸，胡萝卜、牛蒡、芹菜、黑香菇小火煮30分钟，去渣即为高汤。

❷ 小白菜洗净切小段；猪里脊两面抹上淀粉。

❸ 面煮熟，盛入碗内。药膳高汤烧开，下小白菜、猪里脊肉片煮熟，捞出放于

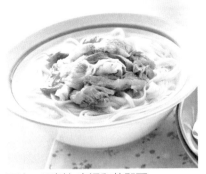

面上，再倒入高汤和盐即可。

营养解说

众多蔬菜加盟面条，使得其营养价值大大增加，并改善了面条单一的口味。

小暑吃鳝食藕，大暑多吃果豆

小暑吃鳝食藕

暑，就是炎热的意思，小暑呢？就是指小热，还没有大热、太热。阳历每年的7月7日或8日，太阳到达黄经105°时为小暑。

进入小暑这个节气，全国大部分地区基本上都明显感觉炎热。江淮流域梅雨即将结束，盛夏开始，逐步转入伏旱期；华北、东北地区进入多雨季节。由于雨水多、阳光足，各种农作物都进入了茁壮成长阶段。

俗话说："小暑大暑，上蒸下煮。"意思是说进入小暑以后，气温的特点就像上蒸锅蒸、下水锅煮一样，不仅热，而且湿。这种气候导致人体出汗较多，体力消耗大，因此，这个节气要注意充足休息、防晒防暑。防晒，尽量避免在大晌午天外出，外出时要打伞或戴遮阳帽，避免在大阳光下直接曝晒。

饮食应以适量、清淡为宜，不要过于贪食生冷食物，含糖饮料要少喝或不喝。可以吃一些清凉消暑的食品，粥是个不错的选择。可以用荷叶、土茯苓、扁豆、薏米等食材熬成汤或粥消暑，或甜或咸，非常适合在小暑期间食用。另外，每天吃水果、顿顿吃新鲜蔬菜，也有益防暑。

民间还有"小暑黄鳝赛人参"的说法。小暑前后一个月的鳝鱼最美味。黄鳝在我国各地都有生产，常生活在稻田、河溪、池塘和湖泊的水底层，产期在6～10月，以6～8月所产的最肥。黄鳝味鲜肉美，刺少肉厚，富含蛋白质；还含有磷、钾、铜等矿物质，在维持体液的钾钠平衡、酸碱平衡中起重要作用。黄鳝中含有一定量的胆固醇，因此，血胆固醇偏高者不宜大量食用。小暑不宜吃得太油腻辛辣，所以黄鳝的做法以炖煮为佳。

南方地区有小暑吃蜜汁藕的习惯。将鲜藕用小火煨烂后，切片后加适量蜂蜜当凉菜吃。也可以把藕切成薄片，用开水焯一下，加醋等凉拌。还可以把藕和排骨一起清炖。藕含有丰富的碳水化合物、多种维生素和钾、磷等多种矿物质，生吃口感甜脆、爽口，熟食糯软香甜，堪称老幼皆宜的夏季食品。

大暑多吃蔬果豆

大暑，是二十四节气中的第十二个节气，也是干支历未月的下半月，一般在公历每年的7月22日至24日之间。

顾名思义，大暑比小暑还要炎热。"热在三伏"，大暑是一年里最热的节气，一般在三伏天的中伏阶段。在这段时间里，气候的特点一是气温高，白天的最高温度一般在30℃以上，有的地区甚至达到40℃或更高；二是雷雨多，湿度大，这样的天气会对人们的生理和心理会带来不利影响，容易使人急躁、丧失耐心。而有些人为了降温，过多食用生冷的食物，则容易引起消化系统的问题；此外，如果不注意防暑，未及时补充水分和营养，还可能引发中暑等不适。

因此，大暑期间，首先要保持乐观的心情，其次要注意防暑降温。避免在中午高温的情况下外出，尽量避免长时间在外工作。第三，不过度贪凉。不要长时间待在温度过低的环境中，不在阴寒潮湿的地方坐卧，睡眠时不对着风扇吹，不要吃太多生冷的食物，如冰棍、冷饮等。尤其是老人、儿童、孕产妇应加强防护，不可过于贪凉。

大暑期间的饮食，还是需要遵循食物多样的原则，同时要清淡，多吃蔬菜水果和豆类。

多喝汤水，补充水分。家里可以自己制备绿豆汤、酸梅汤等，也可以做海米冬瓜汤、莲藕排骨汤等。

每天吃深色蔬菜。蔬菜的颜色有深有浅，深色蔬菜的营养价值一般优于浅色蔬菜。深色蔬菜含的胡萝卜素丰富，还含有叶绿素、叶黄素、番茄红素、花青素等有益健康的物质。菠菜、芹菜叶、空心菜、西蓝花、西洋菜、茼蒿、西红柿、胡萝卜、南瓜、红苋菜、紫甘蓝等。

充分利用蔬菜本身的味道、颜色进行搭配，可以用西红柿、甘蓝、胡萝卜做成蔬菜沙拉，色彩丰富、口味独特、促进食欲，同时补充维生素、矿物质、膳食纤维和植物化学物质。

水果是维生素C、胡萝卜素以及B族维生素、钾、镁和膳食纤维的重要来源。不同的水果营养含量不同，补充胡萝卜素，选择芒果、柑橘、木瓜、山楂等红黄颜色的水果，枣、橙、柚子、猕猴桃等水果中维生素C含量较高；香蕉、枣、红果、龙眼等的钾含量较高。另外，水果中含有果酸、柠檬酸、苹果酸等有机酸，能促进消化液分泌，增进食欲，有助于消化。

常吃鲜豆。暑季的鲜豆品种丰富，包括豇豆、毛豆、四季豆、蚕豆、扁豆、荷兰豆。鲜豆类的营养全面，吃法多样。毛豆、蚕豆可以直接煮着吃，豇豆焯后可以用芝麻酱等凉拌。

又到吃桃摘杏季

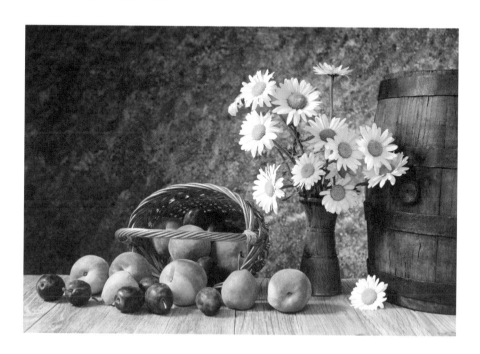

记得小时候大人们告诫我们：桃饱人、杏伤人、李子树下埋死人。那时候没有什么琳琅满目的零食，因此应季水果就成了小伙伴们的最爱。那时候的桃，大多是小毛桃，表面有一层细细的毛，弄到皮肤上会发痒，吃时要蹭去或洗去毛。杏从小青杏开始吃，酸的呲牙咧嘴的，能酸倒牙，那也照吃不误；小青杏的杏核是白色的、软软的，里面包着水，可以用来抹脸上的白斑……现在季节到了，桃、李、杏也逐渐上市了，只是吃起来再没有儿时的味道了。

大量研究证实，每天吃水果对保持身体健康，保持肠道正常功能，提高免疫力，降低患肥胖、糖尿病、高血压等慢性疾病具有重要作用。《中国居民膳食指南》建议，我国成年人每天水果的摄入量应为200～400克。桃、李、杏都属于核果类，味道鲜美，营养丰富，是人们较为喜欢的鲜果。这三种水果营养价值上有很多共同点，也存在一些差别。

桃李杏作为季节性水果含水分多，能量少。每100克的桃、李、杏中含的水分接近90%；杏和李中含的能量都是36千卡，桃要高一些，为48千卡，也许这就是桃"饱人"的原因之一。

桃、李、杏还含有丰富的维生素。杏中的胡萝卜素最高，是李的三倍，桃的20多倍，但是这三种水果中B族维生素含量都差不多，维生素C的含量也不高，100克中不超过7毫克。

这三种水果含钾丰富，杏含的钾最高，为226毫克。其次是桃和李，在150毫克左右；但钙、铁、锌的含量都比较低。同时，这三种水果中还含有丰富的膳食纤维，膳食纤维在肠道能促进肠道蠕动，有降低胆固醇的作用。

除此之外，桃李杏还含多种有机酸、单宁。桃、李、杏中的有机酸含量为0.2％～3.5%，其中主要为苹果酸，有促进食物消化的作用。同时，有机酸还有利于维持维生素C的稳定。桃、李和杏中的单宁含量为0.074%～0.127%。

谈完桃李杏的营养价值，再来说说这三种水果的挑选方法。好的桃子果体大，形状端正，外皮无伤、无虫蛀斑；

果色鲜亮，成熟时果皮多为黄白色，顶端和向阳面现微红。桃子按肉质分为硬肉桃和蜜桃，如肥城佛桃、天津水蜜桃、蟠桃等都属于蜜桃。其中蟠桃以红色果皮、形状扁肥、表面多毛、味香者为佳。

李子有红肉李、仁黄肉李、桃接李和加州李四种。红肉李以果粒硕大、果皮紫黑色、果面有白色果粉、无虫害者为佳；仁黄肉李以果皮亮黄、色肉质软，但有弹性的为佳；桃接李以果色红亮、果肉有弹性者为佳；加州李以果粒大、果皮呈暗红色或紫色、富有香气的为佳。

杏常见的有两种，一种是青杏，一种是黄杏。青杏味道比较酸，主要用来泡酒、做蜜饯等。杏以果个大，色泽美，味甜汁多，核小，有香味者为佳。

**小食谱
大健康**

虾爆鳝面

食材

自制面条100克，黄鳝1条，虾仁20克，盐，蒜、葱段、姜片各适量。

制作

❶ 黄鳝烫至八成熟，去骨（鳝骨加水熬成鳝骨汤）切段，入油锅中炸至结壳捞出；虾仁汆水备用。

❷ 锅加油烧热，下蒜头粒、葱段、姜片爆香，加入盐、鳝骨汤煮沸，入黄鳝条，略煮后捞出，汤备用。

❸ 黄鳝汤烧沸，下入面条、盐煮沸，装碗，加入鳝段，撒上虾仁即可。

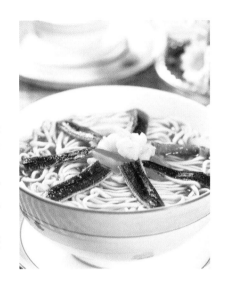

营养解说

鳝鱼含有丰富的维生素A，还富含DHA和卵磷脂，有健脑的功效。

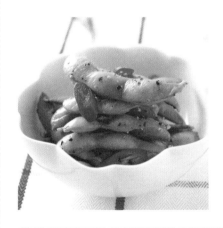

水煮毛豆

食材

毛豆荚300克，八角2个，蒜末10克，清水少许，盐、橄榄油各1大匙，黑胡椒、油各适量。

制作

❶ 毛豆荚洗净备用。

❷ 取锅加水沸，放入毛豆荚、八角、盐、橄榄油，续2分钟后盛盘。

❸ 加入黑胡椒、蒜末、油拌匀即可。

营养解说

毛豆中含有丰富的膳食纤维，膳食纤维可以防治便秘。

**小食谱
大健康**

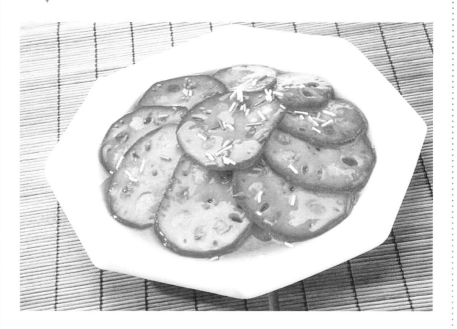

蜜汁藕片

食材

莲藕2节，糯米1/2饭碗，红枣8~9粒，红糖45克，甜桂花1大勺，冰糖15 克。

制作

① 糯米洗净后用清水浸泡 2～3 个小时。藕洗净去掉外皮。

② 用刀在藕的一头连同藕蒂切掉两三厘米，留作盖子。将已经泡好的糯米填入莲藕中，一边填，一边用筷子捅结实一点。

③ 藕眼里都放入糯米后，把藕蒂盖子盖上，并用牙签固定封口。 准备好煮藕用的调料和红枣。

④ 把酿好的糯米藕放入锅中，注入清水没过莲藕，在里面放入红糖和红枣，大火煮开后转小火再煮半小时。

⑤ 半小时后放入冰糖再用小火煮一刻钟左右。

⑥ 煮好的糯米藕捞出稍晾凉后便可切片食用，吃时上糖桂花和蜂蜜调和的蜜汁。

营养解说

莲藕的维生素C含量高（每100克中含40～50毫克），还含有多酚类化合物、膳食纤维，钙、磷含量也较高。

初秋食秋葵，营养又美味

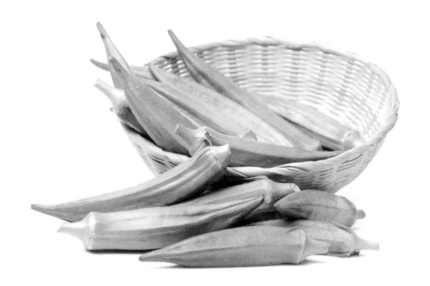

　　秋葵，有着近似辣椒的外表、脆滑的果皮、黏黏的汁液，这种特别的蔬菜，如今被视为蔬菜中的新贵，受到众多追捧，甚至有网友把秋葵称为"植物黄金"。秋葵为何如此受欢迎呢？现在我们就来分析分析秋葵的营养特点。

　　秋葵，又名羊角豆、黄秋葵、毛茄，原产于非洲，20世纪初引入我国。其外形酷似青椒，但比青椒更加棱角分明，颜色翠绿，切开有类似山药的粘液。非洲许多国家将秋葵列为运动员食用的首选蔬菜。

　　秋葵含有丰富的维生素和矿物质，每100克秋葵的嫩果中，约含有4毫克的维生素C、52毫克的维生素A、1.03毫克的维生素E以及310毫克的胡萝卜素，尤其是维生素A与胡萝卜素的含量非常丰富。维生素A具有维持正常视觉功能，促进骨骼正常生长发育，抑制肿瘤的作用。秋葵中富含锌和硒等微量元素，对增强人体防癌、抗癌能力很有帮助。

　　秋葵嫩果中有黏黏的液体物质，这种粘液含有果胶和黏多糖类等多糖。粘多糖具有增强机体抵抗力，维护人体关节腔里关节膜和浆膜的光滑效果，削减脂类物质在动脉管壁上的堆积，避免肝脏和肾脏中结缔组织的萎缩。

　　秋葵可凉拌、热炒、油炸、炖食，做色拉、汤菜等，需要注意的是，秋葵在凉拌和炒食之前必须在沸水中焯三五分钟以去涩。

今天就为大家介绍一道适合初秋食用的秋葵菜品——秋葵炒鸡蛋。秋葵用牙刷洗净，入沸水焯3分钟，捞出过凉水，切厚片。鸡蛋3只打散，入锅中快速炒至凝结，盛出备用，在锅中倒入切好的秋葵，略炒后加入鸡蛋一起翻炒两下，出锅即可。口味偏重的朋友，可以尝试秋葵炒肉，秋葵炒香肠。

秋葵的营养成分列表（每100克中含）

成分名称	含量	成分名称	含量
可食部	88克	维生素C	4毫克
水分	86.2克	维生素E	1.03毫克
碳水化合物	11克	维生素A	52毫克
能量	37千卡	铜	0.07毫克
膳食纤维	3.9克	铁	0.1毫克
蛋白质	2克	锌	0.23毫克
脂肪	0.1克	锰	0.28毫克
灰份	0.7克	硒	0.51毫克
硫胺酸	0.05微克	钠	3.9毫克
核黄素	0.09毫克	镁	29毫克
尼克酸	1毫克	钙	45毫克
胡萝卜素	310毫克	磷	65毫克
		钾	95毫克

秋风秋雨让人郁，快乐饮食伴君行

秋天是一个百草枯萎，花木凋零的季节，天地间似乎罩着一层"秋风秋雨愁煞人"的色彩，所以古人在提到秋时，往往要加上一个"悲"字。人体中的松果腺体因日照减少，人到秋天情绪会变得低落。在万物开始凋零的秋季，人体中的松果腺因为日照的减少，开始分泌较多的"褪黑激素"，使人们情绪低落，多愁善感。所以，秋季是抑郁症、精神分裂症等精神心理疾病易发季节。

秋季除了容易诱发心理疾病之外，还有以下这么几个特点。一是气候干燥，易出现口干、鼻干、咽干、舌干少津、干咳少痰、皮肤干裂等现象，即中医里所说的秋燥症。对付秋燥，营养上怎么吃也是有讲究的。二是体重变轻。秋季之前，天气一直炎热不堪，有的人因为体内的蛋白质、维生素、微量元素及脂肪等营养物质耗损过多，出现体重减轻的现象，所以民间流行"贴秋膘"习俗，希望多吃一些，吃好一些，把亏空的身子补回来。但当今饮食和和过去不同吗，秋膘应该怎么贴，也大有讲究的。

那么，秋季该怎么平衡营养与健康的关系，总结起来，最主要有如下这么几点：

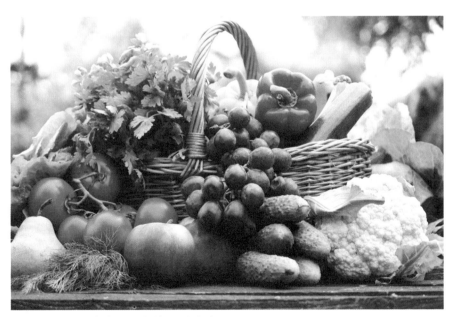

秋季多吃水果蔬菜，可保持肠道健康

1. 是饮食有度，不盲目"贴膘"。

以往的"贴秋膘"，是由于人们平时不能经常吃到鸡鸭鱼肉等动物性食物，体重总体来说偏瘦。可现在人们生活好了，而且不少人已经属于超重肥胖。如果盲目"贴膘"，会摄入过多能量，使人发胖。肥胖本是就是一种疾病，同时还是高血压、糖尿病等慢性疾病的危险因素。因此，秋季饮食一定要适度，不宜放纵食欲，大吃大喝，要保持健康体重。

2. 顿顿有蔬菜，天天吃蔬果。

秋季是一年四季中蔬菜水果最丰富的季节，蔬菜水果是维生素、矿物质、膳食纤维和植物化学物质的重要来源，而且含的水分多、能量低。经常吃蔬菜水果可以促进身体健康，保持肠道正常功能，提高免疫力，降低患肥胖、糖尿病、高血压等慢性疾病的风险。

3. 清淡饮食，少辛辣油腻。

经常吃油腻过咸的食物是引起肥胖、高脂血症、动脉粥样硬化等多种慢性疾病的危险因素之一。膳食盐的摄入量过高与高血压的患病率密切相关。我国居民每天摄入烹调油40多克，远远超过《中国居民膳食指南》的推荐量25克。建议膳食不要太油腻，不要太咸，不要常吃辛辣、煎炸、烟熏和腌制的食物。

4. 足量喝水，补充水分。

秋干气躁，人体的水分容易丢失，需要注意及时补充。健康成人每天需要水2500毫升左右，除了从食物中获得一定量的水，需要注意及时喝水，每天至少喝水1500毫升。不要感到口渴时再喝水。

防秋燥，喝水有讲究

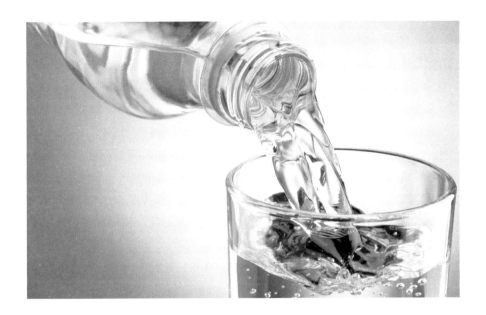

进入秋季，天气变得多风、干燥，身体的水分容易丢失。不少人会感到鼻咽干燥、干咳少痰、皮肤发干、瘙痒甚至皲裂等，还有些人出现大便干结、便秘，因此，要注意水分的补充。

都说女人是水做的，其实不管女人，还是男人，都是水做的。因为水是身体中内含量最多的物质，占到成年人体重的60%~70%，年龄越小，水分占的比重越多；水的第二个作用就是润滑作用，关节润滑剂、唾液、消化道分泌的胃肠粘液、呼吸系统气道内的粘液、泌尿生殖道粘液等的生成都离不开水。因此，当秋季干燥、水分不充足时，就会出现上面所说的"秋燥"的各种症状，

影响我们的生活和健康。

人体的水有三个来源：饮用水、食物中的水和机体内生水。

饮用水：包括白开水、茶水、饮料等，通过喝水补充的水分，大约占到总量的60%。

食物中的水：我国居民的膳食以植物性食物为主，水果和蔬菜中含有大量的水分；另外，蒸、炖、煮、炒等烹调方式，可以保留食物中大部分的水分。我们每天从食物中获得的水分差不多有40%。

机体内生水：是指三大产能营养素（蛋白质、脂肪、碳水化合物）在体内代谢产生的水分，也是机体获得水分的

一个途径，但占的比重很小。

如何判断身体是否缺水呢，一般人可能会认为，感到"渴了"，就是身体缺水了。其实当感到口渴时，机体缺水已经超过体重的1%以上了；还有一些症状意味着你的身体已经处于缺水状态了，包括头痛、关节痛、肌肉痛、便秘；尿少、尿液气味浓重、尿的颜色发黄等。

对付缺水的办法就是喝水，但喝水也是有讲究的，需要注意以下几点：

1. 不要等口渴时再喝水。

口渴时机体已经处于缺水状态，并开始利用调节系统进行水平衡的调节，这个时候喝水虽然可以补充丢失量，并不是最好的时机，并且往往一次性喝进去大量的水，加重胃肠负担，稀释胃液而影响消化。

2. 少量多次。

喝水时间应分配在一天中的任何时刻，原则是少量多次，每次200毫升左右。一夜的睡眠会丢失不少水分，尽管在起床后没有口渴感，但体内仍然会因为缺水而出现血液黏稠。早晨起床后喝一杯凉开水（150毫升）可以降低血液黏度，增加循环血容量。

3. 白开水是首选。

生活中常喝的饮品包括白水、茶水、饮料等，白水不含能量、解渴，是日常生活中的最佳饮品，而白水中又以白开水为最佳。白开水容易透过细胞膜进入细胞，促进人体的新陈代谢，增加血液中的血红蛋白含量，提高机体免疫功能，增强人体抗病能力，是最符合人体需要的饮用水，并且干净卫生、制作简单、经济实惠，是饮品中的最佳选择。矿泉水、矿物质水、纯净水等也可以作为一种选择，但不宜作为主要的饮用水。

4. 天天吃果蔬，常喝汤水粥。

蔬菜水果含的水分多，对促进健康也有好处，争取做到"顿顿有蔬菜，天天有水果"。平时可以经常煮些杂粮粥，也可以在粥里加些水果之类的。平时要少吃油炸、烧烤、辛辣的食物。

5. 外补。

除了"内补"外，皮肤干燥时，还可以喷一些保湿品，时常润一润自己的皮肤，做到内外兼修，不仅可以让皮肤更水润，对于维持人体水分的平衡也是极为有利的。

立秋贴膘别盲目，处暑当防秋老虎

不要盲目贴"秋膘"

我们传统文化中，强调环境、饮食与健康的和谐，有许多关于节气、饮食与健康及防病的内容，建议人们在不同的气候、环境要选择不同的饮食。立秋是一个很重要的节气，是收获的季节，也是"进补"的时节。立秋以后气温由热转凉，人们的食欲开始增加，应该及时调整饮食，补充夏季的消耗，因此，北京、河北等地流行"贴秋膘"。

词典中的"膘"多指牲畜的肥肉。以前流行在立秋这天以悬秤称人，将体重与立夏时的体重相比，体重减轻叫"苦夏"，属于消耗多了。瘦了就需要"补"，补的办法就是"贴秋膘"，补膘当然就需要吃肉啦，一般人家要吃炖肉、炖鸡、炖鸭等。

现代营养学中没有二十四节气，也没有"贴秋膘"一说。关于体重，强调的是健康体重。以前，一般百姓人家平时不能经常吃到鸡鸭鱼肉等动物性食物，人们的体重总体来说偏低。而现在的生活好了，天天大鱼大肉，有很多人已经属于超重肥胖啦。肥胖本来就是一种疾病，同时还是高血压、糖尿病等慢性疾病的危险因素。因此，不要盲目去贴"秋膘"，特别是吃肥肉贴秋膘的做法！

由于立秋后天气干燥，饮食上还是强调：饮食有度、一日三餐，另外，可遵循以下这样一些原则：

1. 食物多样，谷类为主，可多吃些薯类，如山药。
2. 建议经常吃些鱼、各种瘦肉、禽蛋。
3. 少吃辛辣、煎炸的食品。
4. 每天吃新鲜蔬菜、水果。

如何判断体重是否健康

当然，我们也可以根据自己的体重情况，看看是否要给自己"贴点膘"。

一个人的体重是否属于健康范围，可以用体重指数（BMI）来评价。体重指数的计算是这样的：一个人的体重（千克）除以身高（米）的平方。例如，你的体重为60千克，身高为1.67米，那么你的体重指数为$60 \div (1.67 \times 1.67)$ =21.5千克/米^2。

我国成年人健康体重的范围为18.5～23.9千克/米^2，24.0～27.9 千克/为超重，大于等于28 千克/米^{2}为肥胖。小于18.5千克/米^{2}为消瘦。

体重过低说明身体的营养不良，会影响未成年人身体和智力的正常发育；成年人体重过低可出现劳动能力下降、骨量丢失和骨折、胃肠功能紊乱、免疫力低下、女性月经不调和闭经、贫血和抑郁症等。

体重超重可以明显增加心脑血管

121

病、肿瘤和糖尿病的发病的危险性，肥胖的人还易患骨关节病、脂肪肝、胆石症、痛风、阻塞性睡眠呼吸暂停综合征、内分泌紊乱等多种疾病。

如果是体重过轻的，可以在立秋的时候，适量进补一些肉类，给自己贴一点"膘"。如果已经超"膘"，就不必再贴了，再贴，不仅多余，还有害健康。

处暑，饮食降服"秋老虎"

处暑是每年的阳历8月23日或24日，是秋天的第二个季节，"处"含有躲藏、终止的意思，处暑是表明暑天将结束。所以称之为处暑。这时的三伏天气已结束或接近尾声，全国各地也都有"处暑寒来"的俗语，表明夏天的暑气逐渐消退。然而事实上天气还没有出现真正意义上的秋凉，晴天的下午有时炎热也不亚于酷暑，所以有"处暑处暑，晒死老鼠"的谚语。人们把这种天气叫做秋老虎，在江淮地区有"秋老虎，毒如虎"的说法。

此时节由于暑气仍然是挥之不去，一些慢性病，比如心脏病、支气管炎、哮喘、鼻窦炎等开始进入高发期。特别是儿童、老年人、孕妇以及慢性病病人这四类人群，容易受到疾病的"偷袭"，因此，人们对于"秋老虎"切不可掉以轻心。

那么，如何避免遭受秋老虎的袭击呢？

首先要注意饮食卫生。在暑期的十五天里，有七夕和中元两个节日。中国人过节，喜欢与亲朋好友相聚一起吃吃喝喝。但处暑前后日子气温高，食物易腐败变质，大吃大喝，常常导致胃肠炎，容易引起食物中毒。提醒大家，一定要注意饮食卫生，千万不要暴食暴饮，一定要限酒，以免造成不必要的麻烦。

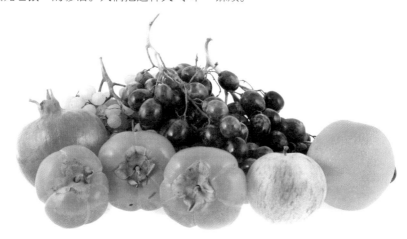

其次要注意防燥。处暑后气候变得干燥，容易出现"秋燥"，在饮食上应以清淡为主，新鲜蔬菜和水果不可少，蔬果中含有大量的水分，每天吃点水果有利于防"秋燥"，梨、瓜类都是不错的选择；不宜食用辣椒等辛热食物，更不宜吃烧烤食物。

还可以通过喝粥补充水分，可以说一举多得。首先，粥大都是以米、面、杂粮为原料，符合《中国居民膳食指南》中"谷类为主，粗细搭配"的原则。其次，粥的包容性强，想来点"腥"，鸡鸭鱼肉蛋奶都可以加进去；想吃清淡的，可以加蔬菜、水果等；想"炫富"，可以加海参鲍鱼山珍海味；想"平民"，加地瓜山药土豆；还可以任意组合，很容易实现食物多样。其三，用来煮粥的杂粮，一般不需要研磨加工，谷类表层所含的维生素、矿物质等营养素和膳食纤维都会全部保留下来，避免了营养物质的流失。

处暑时节，推荐大家煮点银耳百合莲子羹。银耳百合莲子羹的做法非常简单。把银耳用温水泡发撕成小片，莲子、百合和枸杞分别用温水泡发。将银耳煮至浓稠后，放入冰糖搅拌均匀、然后倒入莲子，盖上锅盖小火煮半小时，最后放入百合和枸杞再煮15分钟左右即可熄火。想喝凉爽的，将煮好的羹放入冰箱，口感超级赞哟！银耳、百合、莲子也可以单独和谷类食物放在一起煮成粥，不仅可以提供蛋白质、碳水化合物，还有维生素和矿物质，关键是通过喝粥补充了不少水分。

知识小链接

立秋，您啃秋了吗

立秋之日要"啃秋，无非是为了表达"啃下酷夏、迎接秋爽"的祈愿罢了。立秋的时候，大部分地方天气都还比较炎热，在此时啃秋，也是出于降暑的需要。古时候，人们的物质生活尚不富裕，只有在节庆期间，才能比平日里吃得稍好一些。因此啃秋的习俗就慢慢流传下来了。

**小食谱
大健康**

白鸭冬瓜汤

食材

白鸭1只，茯苓、麦冬各30克，冬瓜500克，胡萝卜500克。

制作

❶ 将鸭去毛及内脏，洗净。

❷ 放进茯苓，麦冬(用纱布包)，加入适量清水，先煮一段时间。

❸ 然后添放冬瓜、胡萝卜，直至鸭肉熟透、冬瓜、胡萝卜烂熟为止，最后加入少量调料。

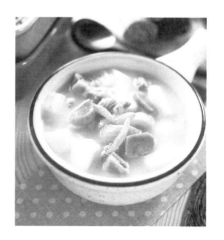

营养解说

禽类脂肪含量也较低，且不饱和脂肪酸含量较高，其脂肪酸组成也优于畜类脂肪。禽类蛋白质的氨基酸组成与鱼类相似，利用率较高。

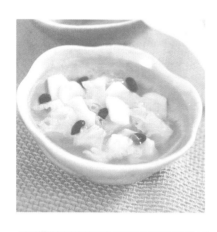

银耳马蹄糖水

食材

银耳150克，马蹄12粒，冰糖200克，枸杞少许。

制作

❶ 将银耳放入冷水中泡发后，洗净，撕成小朵。

❷ 锅中加水烧开，下入银耳、马蹄煲30分钟。待熟后，再加入枸杞，下入冰糖烧至溶化即可。

营养解说

银耳马蹄糖水中含有较多的植物蛋白和碳水化合物，适宜在春秋时节食用。

白露白薯正当时，秋分宜把蟹来食

白露吃白薯

露，是由于温度降低，水汽在地面或近地物体上凝结而成的水珠。白露，即白色的露珠。"白露"是二十四节气之一，是九月份的第一个节气。根据阴阳五行规律来说，秋季在五行中属金，其色白，所以"白"主要是指秋季，"露"则是指"阴气渐重，露凝而白"，是指秋季阴气在渐渐加重。进入白露之后就意味夏季的结束，秋季的正式到来，在这个时节，空气中的水蒸气在夜晚常在地面或近地物体，如树木花草上凝结成白色的水珠，所以称之为"白露"。

随着气候的变化，在起居饮食方面也应进行相应的调整。白露后，温差逐渐加大，要注意及时添加衣物，预防受凉。在饮食方面要注意食物多样，以谷类为主，同时多吃些薯类。

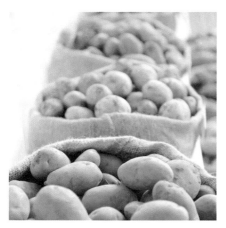

我们经常吃的薯类有土豆（又称马铃薯、洋芋）和芋薯（芋头、山药）、白薯（又称红薯、甘薯、山芋、地瓜等）等。

土豆属于大众情人，既可做主食，也可当蔬菜食用，广受大众喜爱。土豆中含淀粉量多，可达17%，此外维生素的C含量和钾等矿物质的含量也很丰富。

白薯中膳食纤维的含量较高，可促进胃肠蠕动，预防便秘。白薯中含的脂肪低，仅为0.2%，碳水化合物则高达25%。白薯中胡萝卜素、维生素B_1、维生素B_2、维生素C和烟酸的含量比谷类高，红心白薯中胡萝卜素含量比白心白薯高。

薯类干品中，淀粉含量可达80%左右，蛋白质含量仅5%，脂肪含量约为0.5%，具有控制体重、预防便秘的作用。由于薯类蛋白质含量偏低，儿童不宜长期过多食用，否则不利于孩子的生长发育。建议适当增加薯类的摄入，每周吃5次，每次吃1~2两。

薯类的吃法很多，最简单、健康的吃法是蒸、煮或烤，这样可以保留较多的营养素。也可以用炒、煎的方法烹调，尽量少用油炸方式，以减少食物中油和盐的含量。此外，在选择薯类时要选新鲜的，不建议选加工的薯类，如炸薯片、炸薯条等，不但不利于保存，营养也大打折扣。

秋分吃蟹

"九月圆脐十月尖，持蟹赏菊菊花天"，意思是说，农历九月雌蟹最肥美，农历十月雄蟹最肥美。秋分前后，最美妙的事情莫过于"蟹肥菊黄"。螃蟹的种类很多，一般可分为淡水和海水两大类。淡水蟹最有名的属"大闸蟹"，俗称河蟹、毛蟹、清水蟹，一般在9～10月成熟。市场上常见的梭子蟹、花蟹等都是海水蟹，由于海蟹分布广泛，各地海蟹的成熟季节不同，一般从南到北，3～5月和9～10月为生产旺季，渤海湾辽东半岛4～5月产量较多。吃蟹要选对季节，蟹成熟的季节，吃起来蟹肥味香；其他季节瘦而无味。

人们为何对蟹如此钟爱呢？究其原因，一是鲜美肥嫩，吃过之后美味难忘；二是营养丰富，根据营养学分析，每100克蟹肉含有蛋白质14克，脂肪2.6~5.9克，钙130~140毫克，磷150~190毫克，铁13毫克，胡萝卜素2~6毫克，还有硫胺素、核黄素及少量的碳水化合物等营养物质。

不过需要注意的是，螃蟹虽然味美，但如果食用不当，也会有害健康。因此，吃蟹需要注意以下几点。

首先，吃蟹时要注意选择新鲜的、活的螃蟹，不吃生蟹、醉蟹。由于螃蟹是杂食动物，甚至还吃其他动物的尸体或腐殖质，它的体表、鳃及胃肠道中布满了各种细菌、污泥，甚至还可能有寄生虫，所以在吃螃蟹前一定要刷洗干净，不要吃鳃、肠等内脏，而且必须蒸熟煮透后再吃。

其次，蟹黄和蟹膏都要少吃为好，蟹黄和蟹膏的营养成分相似，脂肪的含量都比较高，可以达到15%以上。其中，单不饱和脂肪酸含量最高（43%），其次是饱和脂肪酸（25%）和多不饱和脂肪酸（23%），二十碳五烯酸（EPA）和二十二碳六烯酸（DHA）含量也比较高。但是，需要注意的是，每100克蟹黄中含的胆固醇约466毫克，要远远高于鸡蛋中胆固醇的含量，是不折不扣的高胆固醇食物。所以吃蟹黄与蟹膏还是适量为好。

另外，痛风患者不宜吃螃蟹，因为每100克螃蟹中含嘌呤82毫克，贪吃螃蟹这类含嘌呤过高的食物，易诱发痛风的发作。

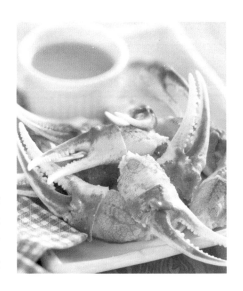

小食谱
大健康

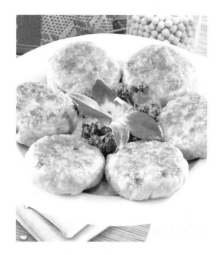

蟹肉玉米饼

食材

玉米粒50克，蟹肉、黏米粉、糯米粉各30克。黄奶油、青豆、蛋液各20克，白糖、淀粉各10克。

制作

❶ 玉米粒、青豆、黄奶油、糖加适量的水蒸半小时，待凉。

❷ 将黏米粉、淀粉、吉士粉、糯米粉、蛋液加入步骤1的材料中制成面糊。

❸ 加蟹肉拌匀，摘成小面糊，放进平底锅，用小火煎至两面金黄色即可。

营养解说

玉米除了含有碳水化合物、蛋白质、脂肪、胡萝卜素外，还含有核黄素、维生素等营养物质。跟螃蟹搭配食用，让营养更均衡。

冬瓜蟹肉粥

食材

大米100克，蟹肉30克，冬瓜20克，盐、姜丝、葱花、料酒、香油各适量。

制作

❶ 大米淘洗干净；蟹肉治净，用料酒腌渍去腥；冬瓜去皮后洗净，切小块。

❷ 锅置火上，注入清水，放入大米煮至七成熟。

❸ 放入蟹肉、冬瓜、姜丝煮至米粒开花，加盐、香油调匀，撒上葱花即可。

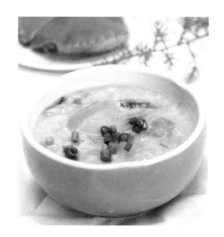

营养解说

冬瓜中含的能量低，螃蟹能量较高，二者搭配，可以避免摄入过多能量。

寒露"菊始黄"，养生多吃豆

"露"是天气转凉变冷的表征，"寒露"是反映天气现象和气候变化的节气，一般在公历10月7日或8日。关于寒露，《月令七十二候集解》中是这么说的："九月节，露气寒冷，将凝结也。"这个时节，是丰收的时节，南方还是一片绿色，北方已经进入到五彩模式，缤纷的彩林，红色的石榴、柿子、山楂，金黄色的玉米、稻谷、大豆……

寒露时雨季结束，降水明显减少，秋干气燥，每天应注意喝足水。此时光照充足，是全年日照率最高的节气，可以增加室外活动，适度的晒晒太阳，以增加体内维生素D的水平。在饮食上，要遵循平衡膳食、食物多样的原则，可以根据个人的具体情况，适当多吃一些含水分多的食物，少吃辛辣的食物，如辣

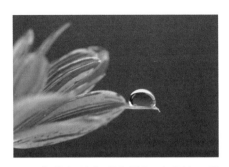

寒露气温较"白露"时更低，露水更多，原先地面上洁白晶莹的露水即将凝结成霜，寒意愈盛。

椒等，经常喝点粥，像莲子银杏粥、山药绿豆粥等都是不错的选择。水果可以选择梨、柚子等，蔬菜有胡萝卜、冬瓜等，同时建议多吃点豆类食物。

大豆包括黄豆、黑豆和青豆。大豆制品品种繁多、口味多样，有豆浆、豆腐、豆腐干、腐竹、豆豉、豆瓣儿酱、腐乳等。豆制品发酵后蛋白质部分分解，更容易消化吸收，一些营养素的含量会有所增加。豆浆中的蛋白质含量与牛奶相当，而且容易消化吸收，但含的饱和脂肪酸、碳水化合物都低于牛奶，也不含胆固醇，适合老年人及心血管疾病患者饮用。但豆浆中钙和维生素C含量远低于牛奶，锌、硒、维生素A、维生素B_2含量也比牛奶低，它们在营养上各有特点，二者最好每天都饮用。大豆制成豆芽，除含原有的营养成分外，还含有较多维生素C。

大豆含有丰富的优质蛋白质、不饱和脂肪酸、钙、B族维生素、维生素E和膳食纤维等营养素，是我国居民膳食中优质蛋白质的重要来源。大豆及其制品营养丰富，还含有磷脂、低聚糖，以及异黄酮、植物固醇等多种有益于健康的成分，具有多种健康功效，尤其对老年人和心血管病患者是一类很好的食物，建议每人每天吃大约50克的大豆或豆制品。

霜降到，吃柿子

霜降是二十四节气中的第十八个节气，是秋季的最后一个节气，也是秋季到冬季的过渡节气。每年的公历10月23日或24日，太阳运行到黄经210度时为霜降。随着霜降的到来，不耐寒的作物已经收获或者即将停止生长，草木开始凋落，呈现出一派深秋景象。霜降节气也是欣赏枫叶的好时机，枫叶中含有的花青素使得它由黄转红，形成五彩缤纷、形状各异的五彩树叶。

有句老话说"霜降到，吃柿子"。柿子一般是在霜降前后完全成熟，这时候的柿子皮薄肉鲜味美，营养价值较高。

柿子品种繁多，约有300多种。从色泽上可分为红柿、黄柿、青柿、朱柿、白柿子和乌柿等；从果形上可分为圆柿、长柿、方柿和葫芦柿、牛心柿等。柿子又可分为两大类：一是涩柿类：柿果在树上不能自身脱涩，采后必须通过人工脱涩或放熟后才可食用。二是甜柿类：柿果在树上能自身脱涩，可以直接食用。

成熟的柿子中含有15%的碳水化合物，丰富的膳食纤维，钙、磷等矿物元素和胡萝卜素等多种维生素。柿子色泽鲜艳、柔软多汁、香甜可口、老少皆宜。柿子既可以生吃，也可加工成柿饼、柿糕，还可以用来酿酒、制醋等。柿子不但营养丰富，而且有一定的药用价值。柿子对于预防心血管硬化有一定的效果。新鲜柿子含碘很高，能够防治地方性甲状腺肿大。柿蒂、柿叶都是很有价值的药材。

柿子虽然维生素含量丰富，口感良好，但是吃柿子应适量而止，在不是空腹的情况下，每次吃柿子以不超过200克为宜。同时还要注意以下几点：

1. 不要空腹吃柿子和柿子皮。因为柿子中含有大量的鞣酸和果胶，空腹状态下与胃酸作用会形成胃柿石。但如果胃里"有底"，胃柿石就不会那么容易形成了。

2. 不要与含有大量蛋白质的水产品同食。蛋白质在鞣酸的作用下，也容易形成胃柿石。

3. 糖尿病患者、胃功能低下者不能吃，过度劳累、疲劳的情况下不宜吃柿子。

4. 不宜同含纤维多的食物一起食用。

冬季饮食五原则

冬季的饮食原则

冬季饮食的基本原则是可概括为以下几点。吃足量，食多样，多粥汤，适当补，勤晒阳。

1. 食物要足量，能量应平衡。

冬季，天寒地冻，人体对能量的需要增加，需要注意能量的充足供应。保证足够量的主食，建议每天吃250～400克的谷类食物，除了馒头、米饭、窝头等，可以"软硬兼施"，经常喝粥。

动物性食物不仅含蛋白质丰富，还含有一定量的脂肪，可增强身体免疫力，提高抗寒防病能力。每天应该有150～250克的动物性食物，可以包括瘦肉、蛋、禽、鱼或奶等，经常变换种类。

2. 少食生冷，多喝粥汤。

冬季食用生冷食物，容易刺激肠胃，造成腹痛、腹泻等。因此，注意选择适宜的烹调方式也很重要。建议在加工冬季食物时，尽量采用炖、煮、蒸、烩等烹调方式，这样更易保存食物营养，有利健康。

3. 多吃蔬果，强体抗病。

冬季干燥，特别是北方地区，由于吃肉较多，容易出现大便干燥。蔬菜水果中含有丰富的维生素和矿物质，还有丰富的膳食纤维，应注意蔬菜水果的补充。蔬菜可选择胡萝卜、白萝卜、大白菜、土豆、山药、莲藕、菠菜、油菜、芹菜、香菇、冬笋、娃娃菜等，水果可选择苹果、梨、猕猴桃、香蕉、柚子、柑橘等。

4. 适量补充，点到为止。

冬季寒冷，日照时间缩短，人们的户外活动减少，很容易出现维生素D缺乏。注意经常吃富含钙和维生素D的食物，如奶类、豆制品、海产品、动物肝脏等。冬季可供选择的新鲜蔬菜和水果不如夏秋季节丰富，容易出现一些维生素和矿物质的摄入不足。因此，可以选择营养素补充剂，补充膳食中的不足，如维生素C、维生素D等。但是不应该作为营养素的主要来源，原则是适量、不过量！

5. 经常运动，勤晒太阳。

天气寒冷，雾霾严重，人们的户外活动减少，能量的消耗也减少，容易出现能量过剩，导致体重超重甚至肥胖。在天气好的情况下，尽量进行一些户外活动。并养成经常称量体重的习惯，体重不变，说明能量的摄入不多不少正合适。

开展户外活动，在享受阳光沐浴的同时，还可以促进体内维生素D的合成，从而促进机体对钙的吸收，有益健康。

**小食谱
大健康**

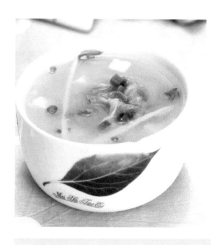

羊肉山药粥

食材

羊肉100克，山药60克，大米80克，姜丝、葱花、盐、胡椒粉适量。

制作

羊肉洗净切片；大米淘净，泡半小时；山药洗净，去皮切丁。锅中注水，下入大米、山药，煮开，再下入羊肉、姜丝，改中火熬煮半小时。慢火熬煮成粥，加盐、胡椒粉调味，撒入葱花即可。

营养解说

羊肉的蛋白质含量为20%，其氨基酸组成与人体需要较接近，营养价值较高。羊肉蛋白质含量比猪肉高，脂肪含量低于猪肉。羊肉中还含维生素A、B族维生素及铁、锌等矿物质。

砂仁羊肉汤

材料

砂仁、姜片各10克，羊肉块400克，清水1500毫升。

调味料

盐1小匙，白胡椒适量。

作法

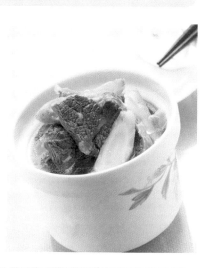

❶ 羊肉块入沸水中氽烫后，取出沥干备用。

❷ 另取锅加清水煮沸，放入羊肉块、砂仁、姜片，以小火炖2个小时。

❸ 熄火前放入盐、白胡椒调味即可。

营养解说

砂仁性温，有健胃的功效；羊肉肉质细腻，味道鲜美，含有丰富的营养，且较猪肉和牛肉的脂肪、胆固醇含量少，是冬季进补的佳品。

小雪吃点黑

小雪，是二十四节气中的第二十个节气，具体时间一般在阳历的11月22日或23日。进入小雪后，我国大部分地区东北季风开始降临，气温逐渐下降，但大地尚未过于寒冷，虽然开始降雪，但雪量一般不大，所以称"小雪"。

关于冬季饮食的原则以前已经介绍过了。同时，在小雪节气来临后，建议大家经常吃点黑色食物。

食物多样是实现合理膳食、均衡营养的基本原则。在日常的饮食生活中，为了尽可能地使食物多样化，可以把不同种类的食物进行搭配，也可以从食物的颜色上进行搭配。由于食物的成分不同，颜色也不同，常见的有黑、红、绿、黄和白等五种颜色。黑色食物有多种，包括黑豆、紫米、黑花生、黑芝麻、黑小米、黑木耳、香菇、紫菜等。近年来的研究表明，黑色食物不但营养丰富，而且在抗衰老、防癌等方面发挥重要的作用。

说起黑色食物，最常见的就是黑豆了。黑豆属于大豆的一种。同其他豆类一样，黑豆中含有丰富的优质蛋白质、不饱和脂肪酸、钙和B族维生素。此外，黑豆中还含有丰富的磷、钙、铁，每100克大豆中分别含有571毫克磷、367毫克钙和11毫克铁。黑豆还含有多种有益于健康的成分，如皂甙、异黄酮、植物固醇、低聚糖等。黑豆及其制品营养丰富，并且具有多种健康功效，尤其对老年人和心血管病患者是一类很好的食物。黑豆的吃法多多，可以做成黑豆腐、豆浆、豆芽等，也可以榨成豆浆。豆浆中蛋白质含量与牛奶相当，并且容易消化吸收，其饱和脂肪酸、碳水化合物含量低于牛奶，也不含胆固醇，适合于老年人及心血管疾病患者饮用。

除了黑豆，黑芝麻也是常见的黑色食物。黑芝麻含有大量的脂类和蛋白质，还含有维生素A、维生素E、钙、铁等营养素；黑芝麻的脂类主要是油酸、亚油酸和卵磷脂。黑芝麻还可以做成各种美味的食品，如芝麻糕、芝麻糖等。

再就是黑木耳。黑木耳风味特殊，是一种营养丰富的食用菌。且黑木耳中含有多种营养素，每100克干黑木耳中含蛋白质12克，脂肪1.5克，碳水化合物65.5克、膳食纤维30克，还含有247毫克的钙、757毫克的钾、97毫克的铁和3.2毫克的锌，以及胡萝卜素、维生素B_1、维生素B_2和维生素E等多种维生素。此外，黑木耳中的多糖具有降血脂、抗血栓、抗肿瘤等多种生理活性。常吃黑木耳，可促进血液循环、减轻和缓解动脉粥样硬化的形成，防止心脑血管疾病的发生。黑木耳有多种做法，可以凉拌，可以和蔬菜、肉类一起炒着吃，还可以做汤等。

冬至吃饺子

饺子的来历

冬至是我国农历的二十四节气之一，时间在阳历每年的12月21日到23日之间。冬至不仅是一个很重要的节气，而且在以前还当作一个很大的节日来庆祝，古代有"冬至大如年"的说法。庆祝节日肯定离不开吃，各地的环境不同，吃的食物也有所不同，南方有吃汤圆、吃馄饨的、吃年糕的，北方各地一般吃饺子。

冬至吃饺子的习俗据说来源于河南。相传在东汉时期，河南南阳医圣张仲景告老还乡，冬至那天赶到了家乡，当时大雪纷飞、寒风刺骨。他见乡亲们衣不遮体，有不少人的耳朵被冻烂了，心里非常难过，就用羊肉、辣椒和一些驱寒药材放在锅里煮熟，捞出来剁碎，用面皮包成像耳朵的样子，再放下锅里煮熟，做成"祛寒矫耳汤"给百姓吃。乡亲们吃后，耳朵都治好了。后来，每逢冬至人们便模仿做着吃，以后人们称它为"饺子"，就形成了冬至吃饺子的习俗。慢慢地还演变成吃了冬至的饺子不冻耳朵的说法。

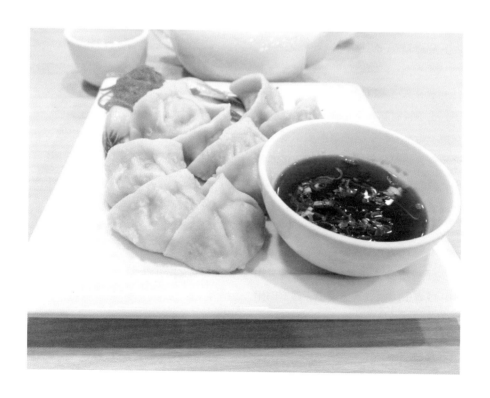

饺子虽小，营养均衡

麻雀虽小，五脏俱全。饺子虽小，却包含着营养健康的学问。大家知道，要想实现合理膳食、均衡营养，促进健康的目的，"食物多样"是一个基本的原则。中国居民平衡膳食宝塔从底层到顶层依次为粮谷类、蔬菜水果、禽肉鱼蛋类、奶类及豆制品，最上面一层是油盐。饺子皮是用面粉做的，属于粮谷类；小小饺子皮可以包罗万象，蔬菜、肉类、蛋类、海鲜等，都可以包进来；调饺子馅时还会加点油……小小的饺子，营养搭配合理，就像一个小的"宝塔"；如果搭配的不合理，就有可能带来一些健康问题。

吃饺子6条建议

关于吃饺子的建议有以下几点：

自己动手，健康营养：现在市场上各种速冻饺子应有尽有，买起来很方便，也节省时间，但也就少了自己动手包饺子带来的暖融融的氛围和享受。建议和家人一起自己动手包饺子，虽然费时、费力，但无论从心情和口味上都是一种很好的享受，而且安全营养。

肉类适量而止：好多人喜欢吃"一兜肉丸"的饺子。我们平常吃的肉已经不少了，所以，尽量地多用蔬菜少用肉，或者干脆做成素馅饺子。做馅时用的肉不要太肥，原则是少放肉多放菜。还有，能自己剁馅就自己剁，乒乒乓乓的才有节日气氛，但是注意不要影响左邻右舍。

油点到为止：许多人调饺子馅时，觉得只放肉香味不够，还要另加好多油。口味要讲究，健康也要注意，我们吃的油已经过量了，油多容易影响健康，所以应该点到为止。

挤菜丢营养：由于蔬菜中含的水分比较多，用蔬菜做馅时怕馅太稀，大家都习惯把蔬菜中的水分挤出去倒掉再拌馅，这样等于把其中的营养素也给倒掉了。菜需要挤水的话，把挤出来的水分用来拌面，可以防止营养的白白丢失和浪费。

盐要少：油多了，口味就有点腻了，多加盐或酱油口味是好了，可吃进去的盐自然而然也就多了；吃盐多了，血压就会升高。所以，油适量，盐要少。

来点醋蒜：醋和蒜可以称为饺子"伴侣"，吃饺子离不开醋、少不了蒜。好多人怕吃蒜后嘴里气味呛人，其实只要把蒜捣成蒜泥，就解决这个问题啦。

总之，要牢记健康第一的原则，吃饺子也要吃出健康来！

**小食谱
大健康**

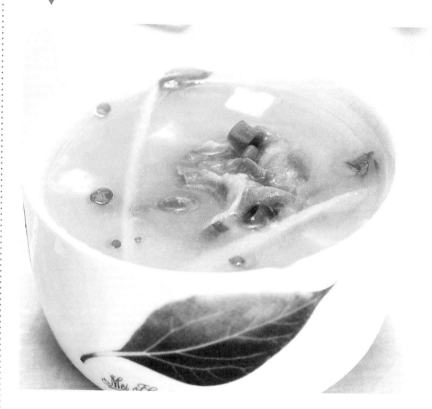

青椒牛肉饺

食材

牛肉250克，面团500克，青椒15克，糖、盐、香油、蚝油、胡椒粉、生抽各
适量。

制作

青椒洗净，切成粒。切好的青椒粒加入牛肉中，再加入所有调味料一起拌匀成
馅。取一饺子皮，内放20克的牛肉馅，将面皮对折。将封口处捏紧，再将面皮从
中间向外面挤压成水饺形。

营养解说

牛肉中富含蛋白质、脂类、维生素A、B族维生素及铁、锌等矿物质。牛
肉中蛋白质的含量要高于猪肉（13.2%），脂肪含量低。牛肉中铁主要以
血红素的形式存在，有较高的生物利用率。

**小食谱
大健康**

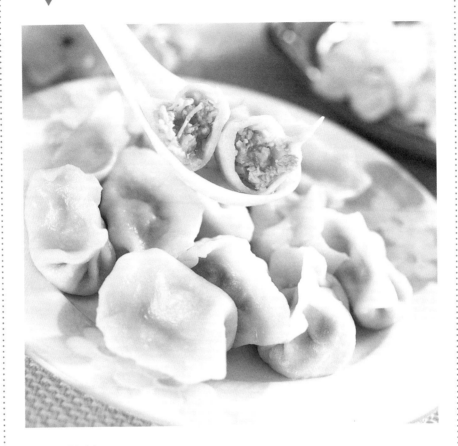

金针菇饺

食材

鲜肉馅300克,金针菇500克,饺子皮200克,盐适量。

制作

1. 金针菇洗净入沸水中汆烫,捞起后放冷水中冷却。
2. 将冷却的金针菇切粒,加盐与肉馅拌匀。
3. 取一饺子皮,内放适量金针菇馅。
4. 再将面皮对折,捏紧成饺子形,再下入沸水中煮熟即可。

营养解说

金针菇以其菌盖滑嫩、柄脆、营养丰富、味美适口而著称于世。

大雪吃藕

大雪是24节气中的第21个节气。古人云："大者，盛也，至此而雪盛也。"大雪，并不意味着雪大，而是指到了这个时段，下雪的可能性大、范围也广，故名"大雪"。大雪时节人们不仅要注意天气的变化、防寒保暖，更要做到合理饮食、均衡营养，建议在这个节气常吃些藕。

冬季天气干燥，特别是北方，室外冷燥、室内热燥，除了喝足汤水，还要每天吃一些清热润燥的食物，莲藕不仅可口，还可清热润燥。

藕，按食用部位分藕莲(菜藕)和子莲(收莲子)两类。藕莲的根茎较肥大，外皮白色，肉质脆嫩，味甜，产量高，结莲子不多；子莲的莲较小，肉质稍带灰色，品质较差，但结果多，主要用于采收莲子。

把藕横切，可以看到藕的孔。按孔数分，可分为七孔藕和九孔藕。七孔藕又称红花藕，外皮为褐黄色，体形又短又粗，生藕吃起来味道苦涩，不宜生吃，而宜煮炖；九孔藕又称白花藕，外皮光滑，呈银白色，体形细而长，生藕吃起来脆嫩香甜。七孔藕淀粉含量较高，水分少，糯而不脆，适宜做汤；九孔藕水分含量高，脆嫩、汁多，凉拌或清炒最为合适。

藕被切断后，会出现很多白丝，也就是所谓的"藕断丝连"。原来，藕的结构中，会有一些与人体血管一样的组织，称为导管。藕的导管是螺旋形的，平常盘曲着，折断后因为有一定弹性，会被拉伸，最长可达10厘米。

从藕的营养成分来看，藕含有蛋白质、碳水化合物、矿物质、维生素C等多种营养素。每100克藕含水分77.9克、蛋白质1.0克、脂肪0.1克、碳水化合物19.8克、能量84千卡、粗纤维0.5克、钙19毫克、磷51毫克、铁0.5毫克、胡萝卜素0.02毫克、硫胺素0.11毫克、核黄素0.04毫克、尼克酸0.4毫克、抗坏血酸25毫克。其营养特点是含水分多、能量低、膳食纤维、维生素和矿物质丰富，常吃可以减少能量的摄入、促进肠蠕动、预防便秘等。

冬天上市的藕营养最为丰富，也最为补人。冬藕不但对心脾有补益作用，还可入肾，是体虚者的理想补品。藕的吃法很多，或炒或拌或煲汤，都是不错的选择。冬藕入汤时，可以搭配一点绿豆，以去其温燥；如果是用来涮火锅，则可以配一些性寒的海鲜，寒温互补，对人体更加有益。

**小食谱
大健康**

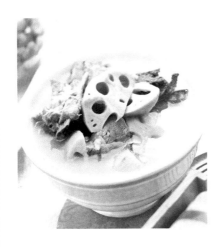

莲藕排骨汤

食材

莲藕200克，姜20克，排骨300克（切块），清水800毫升、盐2小匙，米酒1大匙。

制作

❶ 莲藕、姜洗净，去皮切片；排骨块放入沸水中余烫，去血水备用。

❷ 取锅加水煮沸，放入莲藕片、排骨块、姜片、米酒炖约40分钟。

❸ 熄火前加盐调味即可。

营养解说

莲藕的维生素C含量高（每100克中含40~50毫克），还含有多酚类化合物、膳食纤维，钙、磷含量也较高。

梨香莲藕汁

食材

梨、莲藕各400克、蜂蜜1大匙。

制作

❶ 将梨洗净，去皮和核，切成小块。

❷ 将莲藕洗净，去皮切碎，和梨块一起放入榨汁机中打成汁。

❸ 加入蜂蜜调匀即可饮用。

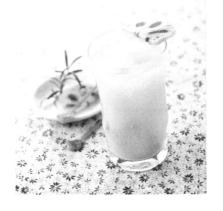

营养解说

梨含有丰富的B族维生素、果胶、糖类物质和多种维生素。

小寒吃羊肉，大寒吃萝卜

小寒吃羊肉，暖身又养生

小寒是二十四节气中的第二十三个节气，正值"三九前后"，标志着开始进入一年中最寒冷的日子。北方地区有"小寒大寒，滴水成冰"的说法，在江南也有"小寒大寒，冷成冰团"的说法。随着严寒的到来，保暖驱寒是必不可少的。在饮食上，除了保证能量的充足摄入外，建议适量吃些羊肉、羊肝。

《本草纲目》中对羊肉作用的描述是："能暖中补虚，补中益气，开胃健身，益肾气，养胆明目，治虚劳寒冷，五劳七伤。"

从现代营养学来看，羊肉属于畜肉类，富含蛋白质、脂类、维生素A、B族维生素及铁、锌等矿物质。羊肉的蛋白质含量在20%左右，其氨基酸组成与人体需要较接近，营养价值较高。羊肉中蛋白质的含量要比猪肉高，脂肪含量要低于猪肉。羊肉中铁主要以血红素的形式存在，有较高的生物利用率。经常吃些羊肝，有助于预防缺铁性贫血的发生。羊肝中除了富含蛋白质和脂类外，维生素A、B族维生素和铁的含量也很丰富，经常吃些羊肝，可以预防微量营养素的缺乏，增加抵抗疾病的能力。

羊肉的吃法有很多，包括炒、烤、炖、涮、炸、煲汤等。比较有名的吃法有葱爆羊肉、芝麻羊肉、清炖羊肉、红焖羊肉、炒烤羊肉、手抓羊肉、涮羊肉、羊肉汤等。在炖羊肉的同时，可以配上萝卜、山药、栗子、核桃仁一起炖，营养会更加全面。做羊肉的时候，葱、姜等调料不可少，可以去掉膻味，增加羊肉的鲜香味。

考虑到目前我国居民中体重超重肥胖的人较多，建议多采用炖或涮的方法烹调羊肉，少用炸或烤的方法。炖羊肉的最大优点是既能吃肉又能喝汤，在寒冷的早上，来上一碗羊肉汤，配上一个刚刚烙好的火烧，既能饱腹又能驱寒。

涮羊肉要注意选用新鲜的肉片，肉要涮透，不要贪图口感吃不熟的羊肉，小料中盐的含量比较高，要少吃。

烤羊肉串味道鲜美，广泛得到人们的喜爱，但在烤的过程中会产生一些有害健康的物质，所以不宜经常吃、多吃。酥羊肉虽然可口，但能量较高，最好少吃。

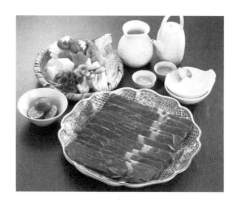

有些人爱吃羊脑、羊杂，建议少吃。因为羊脑、羊杂中含有较多的胆固醇，每100克羊脑中含2400毫克以上的胆固醇，100克的羊杂中含的胆固醇在300毫克左右，是瘦肉的2～3倍。

大寒吃萝卜，不用医生开药方

大寒是二十四节气中最后一个节气，这时寒潮南下频繁，是我国大部分地区一年中最冷的时期。大寒来临，不仅风大、温度低，还会出现天寒地冻的景象。按照我国传统的风俗习惯，特别是在农村，到了大寒，就开始忙着除旧布新，腌制腊肉，准备年货。大寒时节，应该吃点什么好呢？俗话说："冬吃萝卜夏吃姜，不用医生开药方。"今天我们就说说萝卜。

从形状来看，有长萝卜、圆萝卜，还有扁圆、卵圆、纺锤和圆锥等形状的萝卜；从萝卜皮的颜色分，有红、绿、白、紫等，虽然没有六色，也算得上五颜；萝卜一年四季都可以栽培，因此按照季节，还可以分为冬萝卜、春萝卜、夏萝卜和秋萝卜等。冬吃萝卜主要指的是吃白萝卜。从营养成分上分析，白萝卜中含的水分多、能量和脂肪低，含有一定量的碳水化合物和膳食纤维，还含有维生素A、胡萝卜素、B族维生素和维生素C，钙、磷、钾等多种矿物质。白萝卜中还含有果胶、多糖和酶等许多生物活性物质。生吃白萝卜，其本身所具有的辣味可以刺激胃液的分泌，不仅可以促进消化，还有很好的消炎作用。

白萝卜的吃法很多，可以直接生吃，也可以煲汤。将白萝卜放在高压锅里加水煮成汤就可以吃了。或者可以加上一些腔骨等大骨头煮更好。但是要分开煮。还有就是白萝卜不要放进高压锅里，可先把大骨放在高压锅里煮熟后，再和切好的生白萝卜放在锅里煮上一段时间。最常见的当然还是炒着吃。可以清炒萝卜丝，也可以红烧萝卜块；可以单独吃，也可以和其他蔬菜肉类一起搭配。

除了白萝卜外，其他萝卜也不错。像心里美萝卜，所含能量少，膳食纤维丰富，水分多，有助于控制体重。凉拌心里美，不仅眼里看着美，吃在嘴里味也美。

在众多萝卜中，值得一提的还有胡萝卜，它含有丰富的胡萝卜素，进入人体后可以转变成维生素A。维生素A对健康的益处多多。胡萝卜既可用于制作菜肴，炒、煮、凉拌等俱佳；又可当作水果生吃，味道鲜美；还可腌制泡菜。

小食谱
大健康

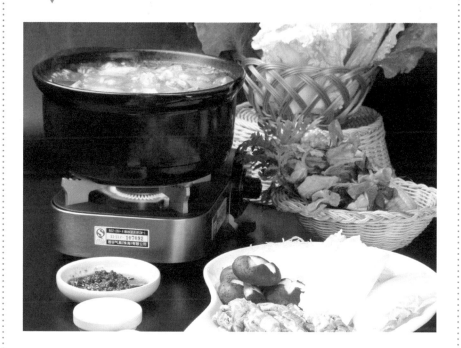

涮羊肉火锅

食材

羊肉400克，玉米300克，香菇100克，大白菜200克，茼蒿100克，豌豆苗100克，芥蓝100克，生菜200克，粉丝120克。

制作

① 羊肉洗净，切片，卷成卷。

② 玉米洗净，控干水分后切段。

③ 香菇洗净，去根蒂，在菌盖上打十字花刀。

④ 大白菜洗净，沥干水后切大片。

⑤ 茼蒿、豌豆苗、芥蓝、生菜均洗净备用。

⑥ 粉丝用温水泡发，然后剪小段。

⑦ 所有食材不分先后顺序，随意涮着吃即可。

营养解说

羊肉蛋白质含量较多，脂肪含量较少。B族维生素及铁、锌、硒的含量颇为丰富。羊肉能量比牛肉要高，且肉质细腻，是秋寒进补御寒的重要食品。

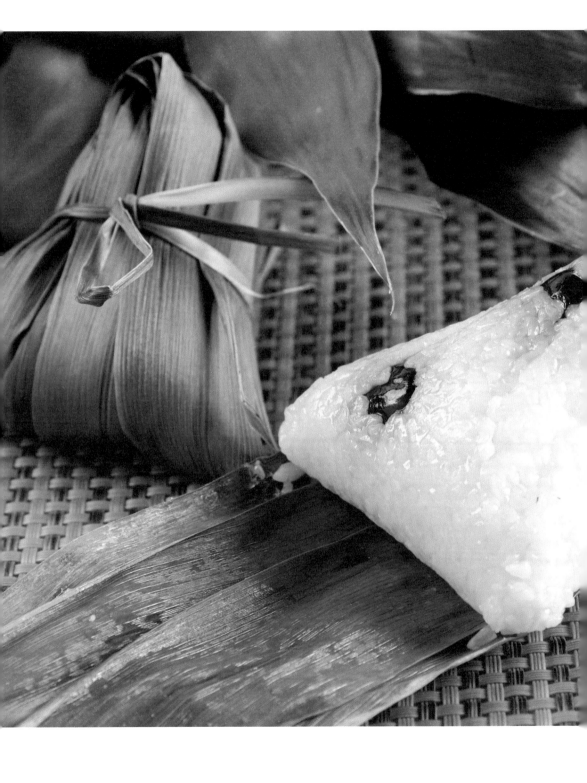

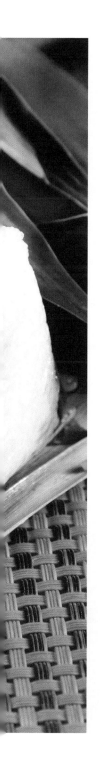

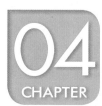

食俗营养，
健康开讲

传统食俗与现代营养的碰撞

　　逢年过节，宰猪杀羊，喝酒行令，喜气洋洋。此种场景，每个中国人都极为熟悉。各种传统节日的饮食习俗，既有一定文化内涵和地方特色，又蕴含着丰富的营养观念，是中国人传统文化的一个重要标志。当然了，用现代营养学的目光来看这些食俗，既需要继承和发扬，也需要摒弃和改良，所以我们对这些节日食俗要批判地去继承，方能让传统食俗与健康同行。

春运路上的饮食营养

每年我国的春运可以说是世界上最大的人口迁移。随着春节的日益临近，许多人都陆陆续续踏上回家之路。有些人是自己开车回家，大多数人还是坐火车或汽车回家，从买票、奔赴车站、进站、安检、检票、候车、上车……到下车回到家乡，一路上充满了挑战。如何让自己保持充足的体力、平平安安、健健康康地回到家里？饮食安全和营养问题不可忽视。

1. 饮食安全第一。

（1）车上人来人往，细菌也无处不在。所以吃东西前、上厕所后要洗干净手。建议在包里放点消毒湿纸巾，在不能洗手或过于拥挤不易通行等情况下，用湿纸巾把手擦净。然后再吃喝。尽量直接用手抓食物。

（2）旅途中，少不了带吃的。随身携带的食物最好选包装食品，不要带散卖、不易保存或需要冷藏保存的食物，以防食物腐败、变质，引起食物中毒。如果不重视的话，春运的终点就有可能是医院了。

（3）包装食物打开后要尽快吃完。为安全起见，吃剩下的食物最好扔掉。建议买小包装的食物，安全又不浪费。

（4）水果和生吃的蔬菜要新鲜，要洗净再吃。

（5）在购买火车上或者停靠点销售的食物时，要注意看保质期和包装是否

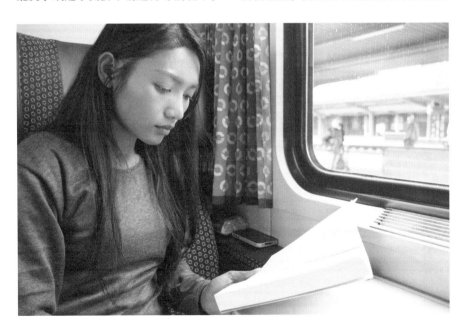

完整，不要购买超过保质期、包装有破损的食物。怀疑食品有问题时，就不要食用了。不能为了节约，毁了身体，那样就更得不偿失啦。

2. 注重营养搭配。

在路途中吃饭不能像在家里那样丰富，但也应该尽量做到食物多样。火车上的盒饭、高速路上的餐饮一般价格比较高，自备干粮也是不错的选择。

（1）旅途较短，只准备些零食，如杏仁、牛肉干、苹果、橘子、香蕉、低糖点心等。

（2）长途旅行，就不能只吃零食对付。可以准备好面包、牛奶、鸡蛋、方便面、包装的熟肉制品、洗净的水果或蔬菜。

3. 适量进食。

有的人为了省力省事省时，路途中不吃不喝；也有的人会拎着一大袋子食物，如烧鸡、花生、白酒、啤酒等，上车就和家人朋友又吃又喝，一路上嘴不闲着。这两种方法都不取。不吃东西，能量摄入不足，有可能出现低血糖休克。而大吃大喝，吃太多油腻的东西，再加上酒精的刺激，会使胃肠道不适，可引起胃肠炎。另外，如果喝酒太多，还可能出现醉酒，容易发生丢失东西或暴力冲突事件，造成人身伤害。建议有酒回家喝，有肉回家吃。

4. 足量喝水。

旅行途中，容易饮水不足，导致体内缺乏水分，从而影响健康。建议带个水杯，及时喝水，避免体内的水分不足。白开水是首选，不喝或少喝饮料，饮料含糖量高，不但不解渴，还会影响食欲。

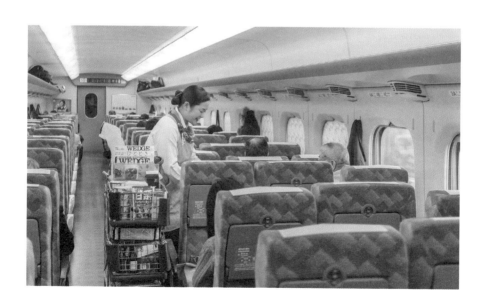

过春节必知的健康守则

春节，辞旧迎新有一周的休息时间，是举家欢聚、走亲访友的好时机。简单说来，这个期间的活动主要包括：吃、喝、玩、乐、睡……家里家外地忙活了一年了，要给自己好好放个假，好好吃喝玩乐一番。在这里给大家提个醒，不管是家庭团聚、请客吃饭、还是休闲娱乐，都应该把健康放在第一位，不给健康"放假""过年"！以下几个过节期间的健康提示供各位参照执行。

1. 饮食适度，管住嘴。

逢年过节、亲朋好友聚会，离不开的是吃。吃，没有问题，问题是如何吃！我们要吃出文明、吃的健康。在吃的方面关键的是管住嘴：

（1）不暴饮暴食、大吃大喝。暴饮暴食、大吃大喝是引起胃肠道等其他疾病的一个重要原因。我们平常按时进餐、一日三餐，消化系统形成了与饮食行为相适应的活动规律。暴饮暴食、大吃大喝，超出了身体对食物消化的能力，容易引起胃肠功能失调。大吃大喝后，短时间内需要大量消化液来消化食物，会明显增加胰腺的负担，使十二指肠内压力增高，从而增加发生急性胰腺炎或急性胆囊炎的危险。另外，大吃大喝会明显增加心脏病急性发作的危险。

（2）少吃油腻食物。吃过多的油腻食物，这些食物会停留在胃肠内，不能及时得到消化，很可能引发急性胃肠炎，出现腹痛、腹胀、恶心、呕吐、腹泻等症状。

（3）尽量举办家宴。餐馆、饭店对肉类的加工往往有一道"过油"的程序，就是把准备好的肉类在热油中烹调成熟，然后再回锅加辅料和调味品烹调成菜。这样的烹调过程增加了菜肴中油脂的含量。在家里做饭，既增加感情和友谊，又做出了安全、可口的饭菜，有益健康。

总的原则是按照食物多样的原则，植物性食物为主，清淡少盐。

2. 少坐多动，迈开腿。

春节长假，多数人的生活方式都是"多坐少动"，能量消耗的少，但东西可没少吃。这样的生活方式，几天下来，体重增加3~4千克没有任何难度。因此需要注意以下几点：

（1）健康在于运动，每天都要动动，形式可以多样：散步、跑步、打球、游泳。运动还可以让人心情舒畅。

（2）看电视不妨走着、动着，不宜长时间看电视、上网。

（3）不长时间打牌、搓麻，参与娱乐活动时，不要太在乎输赢，大喜大悲等情绪的变化对心血管健康不利。

3. 保证充足睡眠，不贪睡。

放假啦，自由啦，不用上班啦、不用上学啦，彻底放松了，熬夜看电视、上网……导致睡眠不足。睡眠不足会使人体免疫力下降，抗病和康复的能力低下，容易感冒，并加重其他疾病或诱发原有疾病的发作，如心血管、脑血管、高血压等疾病。有的孩子跟着家长熬夜、疯玩，结果睡眠不足。小孩睡眠不足的话，会影响他们的学习、还会影响他们的身体发育。

总的原则是按照平时的作息时间，睡足觉，但不贪睡。

4. 饮酒助兴，不贪杯。

无酒不成席，亲朋好友相聚，酒是少不了喝的。喝着喝着，容易豪情万丈，结果饮酒过量。喝酒过量影响健康：

（1）造成肠黏膜的损伤及对肝脏功能损害，影响营养物质的消化、吸收和转运；

（2）引起急性酒精中毒，从而引起胰腺炎，造成胰腺分泌不足，进而影响蛋白质、脂肪和脂溶性维生素的吸收和利用；

（3）使肝胆超负荷运转，肝细胞加快代谢速度，胆汁分泌增加，造成肝功能损害，诱发胆囊炎。

所以，春节期间的饮酒原则是，能不喝就不要喝，最好事先准备好不喝酒的借口，即使喝，也要少喝。感情有，

喝什么都是酒。切记：健康第一。

总之，欢度佳节，也得牢记健康第一的原则。拥有健康不一定拥有一切，但没有健康意味着没有一切。

买年货，健康放在首位

年货，就是过年用的东西，包括吃的、穿的、戴的、用的、玩的……在物质并不丰富的年代，年货是一桌难得吃上一顿的好饭菜，是母亲一针一线做的新衣服，是孩子们口袋里红红绿绿的水果糖……随着生活水平的提高，现在的生活天天像过年，但过年前购置年货还是作为一种传统在延续着。

年货大体可以分为以下几类：

日常生活类：包括吃的和日常用品。

传统年俗类：包括春联、门贴、窗花、爆竹、灯笼等。

走亲访友类：包括烟、酒、糖、茶、保健食品等。

电子产品类：手机、电视机、游戏机、跑步机、按摩机等。

衣帽服饰类：毛衣、保暖衣、外套、帽子、围巾、手套等。

年货一般分自用和送给亲朋好友礼用。购置自用的年货时，特别是吃喝用的，也要注意营养与健康，所以我们列出了以下建议供大家参考：

1. 不要买得太多。食物储存时间过长容易变质，不宜买的过多。过年期间商场也营业，随时都可以买到。

2. 少买散装的食物。散装食品大多没有标注生产日期、保质期、生产者等重要内容，存在食品安全隐患，要慎重选购。

3. 食物多样、新鲜。采购食物一个原则是选择新鲜的，少选熏腊、冷冻的食品，蔬果一定要新鲜。另一个原则是多样，购物清单中应该包括谷类、肉类、奶制品、蔬果等，多选海鱼、虾、禽等白肉类，少买些猪、牛、羊等红肉类。

4. 注意选择零食：过年期间少不了零食。首选坚果，包括核桃、瓜子、榛子、杏仁、开心果等，选择时注意看食品营养标签，选择原味的，不选盐渍的、五香的。

5. 要买健康饮料：饮料选购上，首选清淡饮品，不选或少选含糖饮料。

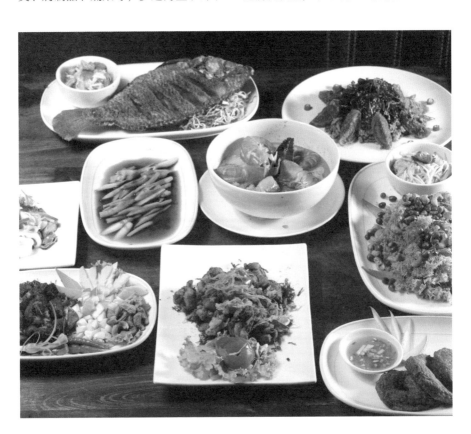

**小食谱
大健康**

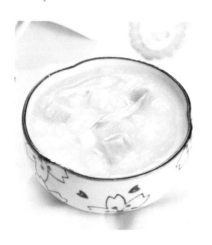

山药笋藕粥

食材

山药30克，竹笋、莲藕各适量，大米100克。

制作

① 山药去皮洗净后切块；竹笋洗净，切成斜段；莲藕刮去外皮，洗净，切丁；大米洗净，泡发半小时捞出沥水。

② 锅内注水，放入大米，用大火煮至米粒开花，放入山药、竹笋、藕丁同煮。

③ 改用小火煮至粥浓稠。

营养解说

山药含有多种微量元素，尤其钾的含量较高。

海参蒸饺

食材

小麦面粉600克，海参（水浸）450克，鸡蛋100克，韭菜200克；盐、料酒、香油各适量。

制作

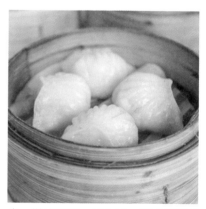

① 将发好的海参洗净，去肠线切碎，沥干；鸡蛋炒成蛋花；韭菜择洗干净，切成末。

② 将海参末、鸡蛋花，韭菜末放入盆内，加入精盐、料酒、香油，搅拌均匀，即成馅料。

③ 将面粉用七成沸水烫成雪花状，晾凉，再倒入三成凉水揉匀成团，搓成长条，制成约50克3个剂子；将剂子按扁，擀成圆皮，包上馅，捏成月牙形饺子，即成蒸饺生坯。

④ 将蒸饺上屉，用旺火沸水蒸约10分钟，即可食用。

营养解说

海参含有丰富的蛋白质、脂肪、碳水化合物、钙、磷、铁及多种维生素。

元宵佳节吃元宵，预防"馅"阱有高招

元宵佳节话元宵

元宵节又称"上元节""春灯节"，是春节之后的第一个重要节日。从古至今，人们对元宵节都格外重视。吃元宵，品元宵，元宵佳节香气飘；猜灯谜，耍龙灯，喜气洋洋好心情；踩高跷，划旱船，多彩生活展笑颜。

元宵承载着中华民族两千年的饮食文明，一年一度给人们带来团圆美满之意。元宵、花灯，寓意着团圆、幸福、美满。正月十五闹元宵，按我国民间的传统，在这天上皓月高悬的夜晚，人们要点起彩灯万盏，以示庆贺。出门赏月、燃灯放焰、喜猜灯谜、共吃元宵，合家团聚、同庆佳节，其乐融融。随着时间的推移，元宵节的活动越来越多，不少地方节庆时增加了耍龙灯、耍狮子、踩高跷、划旱船、扭秧歌、打太平鼓等传统民俗表演。

欢度佳节，肯定离不开吃。庆祝不同的传统节日吃的食物也不一样，元宵节的主角是元宵或汤圆。"元宵"，是北方人的称谓，南方称"汤圆"或"汤团"。二者的加工方式不同，元宵要"滚"，汤圆要"包"。

元宵的馅是小方块状，一般用青红丝、花生米、香油、果酱、白糖等搅在一起，然后捣碎、压饼、切块。把馅蘸点水后，放到盛有糯米粉的笸箩里摇，摇得快滚得快，越滚越大，越滚越圆，那情景就好像是滚迷你雪球，元宵慢慢地就形成了。

做汤圆需要把糯米粉和成团，揪一小团湿面，捏成圆片的形状，然后把馅

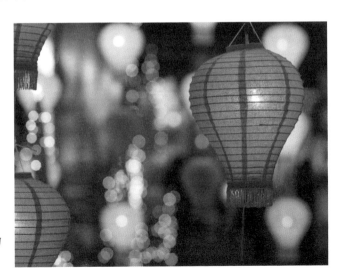

元宵又称"上元节"，是春节后的第一个重要节日。

放在糯米片上，用手边捏口边在手心揉团，这样，一个光溜溜的汤圆就好了。小小的元宵、汤圆承载着中华民族两千年的饮食文明和美好的祝福。不过，吃元宵，也不能把健康给置之脑后，那么，怎么样才能健康吃元宵呢？

健康吃元宵

健康吃元宵，要注意以下几点：

1. 元宵只能做"配角"。元宵或汤圆的"皮儿"是糯米做的，糯米中含的淀粉是支链淀粉，在肠胃中不好消化吸收。所以，不宜把元宵或汤圆当做主食大量食用，原则是适量为止。

2. 当心元宵中的"馅"阱。元宵、汤圆的"馅儿"被不断创新，除了黑芝麻、豆沙、桂花、红豆等主料，其中用了不少的动物油脂，含有不少的能量。

100克的黑芝麻汤圆中含的能量是311千卡，13.8克的脂肪，而其他营养素含的较少。多吃会增加能量摄入。为了健康体重，切莫因"小"失"大"。

3. 吃元宵莫忘控糖。为了满足高血糖朋友的需求，不少商家推出了无糖汤圆。无糖汤圆中用木糖醇代替了蔗糖，但其中碳水化合物、油脂的含量并没有减少，与传统的元宵相比，木糖醇对血糖升高的影响可能不那么明显。所以，血糖高的人最好不要吃元宵，或者只能吃少量的元宵。

4. 预防意外。糯米比较黏，小孩子容易被元宵或汤圆粘住食管并阻塞呼吸道而出现意外。小孩子吃汤圆，家长一定要好好照管，最好将汤圆分成小块再给孩子吃，吃完一口再吃下一两口。

知识小链接　元宵节，走走更健康

"走百病"是明清以来北方的风俗，有的在十五日，但多在十六日进行。这天妇女们穿着节日盛装，成群结队走出家门。"走百病"，也叫游百病，散百病，烤百病，走桥等，是一种消灾祈健康的活动。这项活动对于窝藏一冬的人来讲，确实是非常有益的。旧时妇女多操持家务，养儿育女，身体劳累，体质较弱，容易生病，因此此项活动多在妇女、老人、小孩或体弱多病者中间进行。

就今天而言，不仅是女性的活动量变小了，所有人的活动量都不足，所以建议大家在元宵节这天，也能像古代的女性一样，走出家门运动运动，此举不仅可以交流感情，增进友谊，更可以强身健体，祛除疾病，是一项非常有益的健身活动。

小食谱
大健康

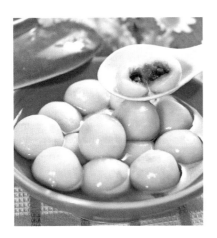

红糖汤圆

食材

糯米面团250克，红糖100克。

制作

❶ 糯米面团下剂成小面团，将小面团中间按出凹陷状。

❷ 放入红糖，用手对折压紧，揉成圆形，即成汤圆生坯，逐个包好。

❸ 锅烧开水，下入汤圆，待汤圆浮起后，反复加水煮开，待汤圆再次浮起后即熟。

营养解说

红糖几乎保留了甘蔗汁中的全部营养成分，含多种维生素和微量元素。同时红糖中铁和钙的含量也很丰富。

芝麻汤圆

食材

糯米粉250克，芝麻80克。

制作

❶ 糯米粉加水和成团，下剂制成小面团，分别将小面团中间按出凹陷状，放入芝麻，用手对折压紧，揉成圆状，即成汤圆生坯，逐个包好。

❷ 锅烧开水，下入汤圆煮，待汤圆浮起后，反复加冷水煮开，待汤圆再次浮起时即熟。

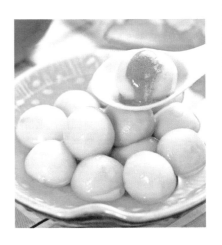

营养解说

汤圆含有丰富的蛋白质、脂肪、碳水化合物及多种维生素和矿物质。

**小食谱
大健康**

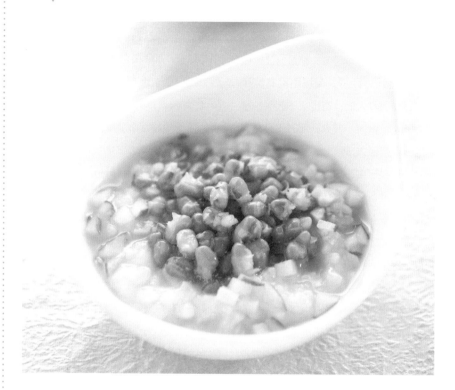

黄瓜绿豆粥

食材

黄瓜40克，绿豆40克，大米120克。

制作

① 将黄瓜和绿豆洗干净，黄瓜切片。

② 将大米洗干净，锅中放水，放入大米用大火煮。

③ 煮至半开时，放入黄瓜和绿豆，改成小火熬煮成粥。

④ 待绿豆煮成烂熟时即可食用。

营养解说

绿豆中碳水化合物、蛋白质、钙、磷、铁、胡萝卜素、核黄素等多种营养素的含量都高于一般粮食。中医学认为，绿豆味甘性寒，有祛暑、利水等作用，是夏季里的消暑佳品。

端午粽子，搭点蔬菜更健康

佳节喜洋洋，吃粽重健康

记得小时候过端午节，都是自己家做粽子。一是计划经济，商场里没有粽子卖；二是当时收入低，有也买不起啊！家里做粽子比较费时、费火，那时候没有卖粽叶的，要自己去采苇叶，找叶宽的、长的一片一片采下来，拿回家里洗净备用。还要泡米，准备红枣。包粽子时，一般用两三片粽叶，包出有棱有角的形状，用线扎好。不同口味的粽子用不同颜色的线扎，以示区别。粽子包好后，码放在大铁锅里，放些水，先是大火烧开，再用小火慢慢煮蒸。开锅后，糯米的纯香、大枣的甜香和着粽叶的清香，渐渐地在屋里弥漫开来。一般是在端午节前一天晚上煮好粽子，就放在锅里，第二天早上吃时热热正好。

在端午节缅怀屈原的同时，做粽子、吃粽子的过程也是一种享受。过去都是自家包粽子，现在很少有人费时间和精力自己做了。超市里各色品种应有尽有，付出金钱，换来粽子，但很难体会制作过程的乐趣了。

粽子有南北之分，北方的以甜为主，有红枣粽、赤豆粽、蜜饯粽、豆沙粽、瓜仁粽、八宝粽等；南方以咸为主，有猪肉粽、火腿粽、蛋黄粽、香肠粽、虾仁粽、肉丁粽等。北方粽的代表主要有北京粽和山东粽，南方的要多一些，包括广东粽、闽南粽、宁波粽、嘉兴粽、苏州粽、四川粽、海南粽和台湾粽。形状有三角形、四角形、长方形、方锥形。

粽子不能当饭吃，小心能量超标

粽子传承了我国的饮食文化，给我们带来饮食的愉悦的同时，我们需要了解一下粽子的营养含量特点。

粽子的主要成分是糯米，每100克糯米含348千卡能量，一碗100克米饭的能量约为120千卡，一个100克馒头的能量为220千卡。一个粽子用50克糯米做成，则含能量174千卡；如果是肉粽，能量还会更高的。豆沙粽一般含有糖，豆沙可能用动物油炒过，能量也很高。从这些数字可以看出，一个粽子相当于一碗饭，如果算上里面的肉、油等，一个粽子的能量，要比一碗饭的能量高很多。

因此，建议吃粽子时要注意粽子的个头分量，要适当减少主食的摄入。糯米比馒头及其他种类大米在吃后导致血糖升高的速度要快，因此血糖不稳定或患有糖尿病的人要少吃；老人、孩子以及胃肠功能较差的人不宜多吃。肉粽含有较多的动物脂肪，一次不宜多吃，血脂偏高、高血压或冠心病，不宜吃肉粽。吃粽子时宜佐以凉拌菜，再来一碗清淡的汤，如冬瓜汤、青菜汤、丝瓜汤等，以增加膳食纤维、矿物质和维生素的摄取。

小食谱
大健康

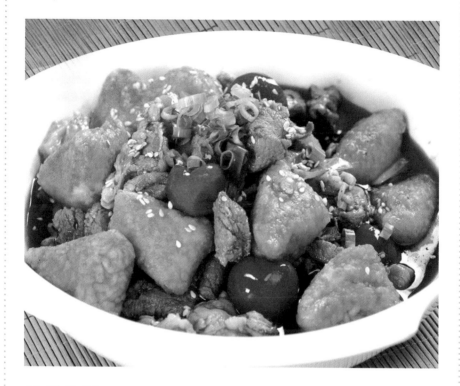

粽香牛腩

食材

小肉粽8个，牛腩750克，尖红椒、大蒜瓣、姜、八角、桂皮、豆瓣酱、盐、蚝油、红油、色拉油适量。

制作

❶ 肉粽用大火蒸8分钟，然后剖成两半放入带火的锅仔里垫底。牛腩斩成2厘米见方的块。

❷ 锅内放油烧至六成热，放入尖红椒圈、大蒜瓣、姜、八角、桂皮、豆瓣酱大火煸香，下入牛腩翻炒5分钟，放入蚝油、红油、水400克、盐，用大火烧开，然后用小火煨45分钟左右至烂，放鸡精调味，出锅盛放到粽上即可。

营养解说

牛腩即牛腹部及靠近牛肋处的松软肌肉，是带有筋、肉、油花的肉块。牛腩含有优质的蛋白质，还是人体补充铁质的最佳来源。

小食谱
大健康

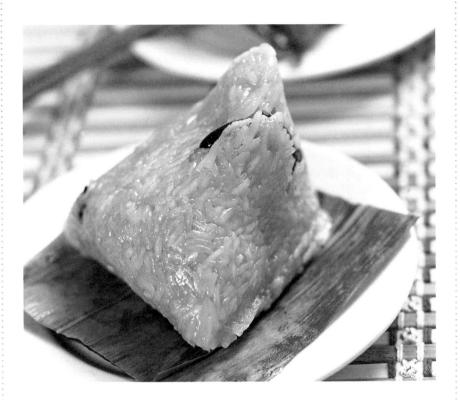

肉烧粽

食材

糯米、香菇、干贝、虾仁、鱿鱼丝、猪肉、海蛎干、板栗、粽叶、酱油、盐、白糖、油各适量。

制作

① 猪肉切方块，锅烧热，放猪肉爆炒，调入酱油、盐、白糖等，炒上色即可；糯米用水泡30分钟，捞出沥干。

② 锅放油，倒入海蛎干，糯米，调入调味料炒透，用粽叶包裹糯米，放入蒸熟的香菇、虾仁、干贝、板栗、鱿鱼丝、猪肉，扎结成角后，放入开水中，煮2个小时即可。

营养解说

肉粽是一种高能量的食物，糯米不太好消化，食用时应适可而止。

中秋吃月饼，健康最重要

吃月饼，浅"尝"辄止

小时候巴望着传统节日的来临，因为过节才有平常吃不到的好吃的。确实，食物除了能饱腹、提供营养之外，还有它的非营养作用。像逢年过节、婚丧嫁娶、请客吃饭、迎来送往……都离不开食物、离不开吃。国人把食物的种种功能运用的淋漓尽致，不同的场合吃不同的食物，不同的节日吃特定的食物。中秋节吃月饼是一种传统的习俗，月饼承载着团圆、幸福和祝福的寓意，除了作为礼物送给亲朋好友外，自己也应该尝一尝。

为了满足人们消费的需求，月饼的形、质、种、味等都在不断变化、不断创新。单说口味，甜、咸、辣、咸甜和麻辣等都有。但主要原料都离不开面粉、食用油、糖、鸡蛋及各种馅料。从营养成分来看，一块50克的月饼，能量有200千卡左右（相当于1碗米饭所含的能量），蛋白质5~8克，脂肪10克左右，还含有一些矿物质和维生素。当然，月饼的营养成分会随着月饼原料的不同而不同。总体来说，月饼的营养特点是含的能量较多、脂肪的含量也较多。

"无糖"月饼并非真"无糖"

人们常说的"无糖食品"，是指不含蔗糖（甘蔗糖和甜菜糖）和淀粉糖（葡萄糖，麦芽糖，果糖），但常常含有如木糖醇、麦芽糖醇、山梨糖醇等食糖替代品的食品。"无糖月饼"，是相对于一般含糖月饼而言，它不含精制糖，而用其他甜味剂代替，并非指没有糖类（即碳水化合物）。当人们吃进这些"无糖月饼"后，不论是麦芽糖、葡萄糖、其他糖类，还是淀粉，都会在体内转变成葡萄糖被人体吸收。糖尿病患者如果食用不当或过量，仍然会引起餐后血糖升高和波动。

月饼主要由面粉或米粉制成，即使里面不添加蔗糖，但它本身的主要成分是淀粉等碳水化合物，也属于糖，难以达到无糖食品的国家标准。

由此可见，"无糖月饼"并非真正意义上的"无糖"。另外，虽然无糖月饼没有添加蔗糖，但其中仍然含有油脂，属于高脂肪、高能量食品。有糖尿病、肥胖和高血脂者食用"无糖月饼"时应注意选择，切不可大量食用。

"保健"月饼未必"保健"

一些月饼为了卖出高价，声称馅料中使用了燕窝、鱼翅、鲍鱼等山珍海味，还声称有保健作用。其实，鲍鱼的营养成分和鸡蛋差不多。比较同样重量的鲍鱼和鸡蛋的营养成分含量后发现，鸡蛋提供的能量、脂肪、胆固醇、维生素A、维生素B_1、维生素B_2要比鲍鱼高，鲍鱼中含的蛋白质、碳水化合物、钙、铁、硒比鸡蛋高一点，它们中都不含有维生素C。另外，一块月饼中又能放多少山珍海味？

目前还没有月饼中的营养物质含量的国家标准，也没有规定营养成分应该达到什么标准后才能成为"保健食品"，因此其中营养成分的功效也无法界定，当然也不能声称其保健作用。"保健月饼"或"养生月饼"中的鲍鱼、鱼翅、燕窝等成分，只是少量添加，具体添加多少，都没有行业标准。即使有"保健"作用，那得吃多少月饼才能起到作用呀？

如何选择、食用和储存月饼

月饼是一种高能量的食物，在选择和食用月饼的时候，应注意以下几点：

1. 注意阅读包装上的配料表和营养标签，根据口味、喜好和健康状况选择。如果是肥胖者，应选择含能量较低的水果、蔬菜馅料的月饼。

2. 在食用时，要做到少量多样，以品为主。一个月饼切成几小块和家人分享，不仅可以品尝到不同口味的月饼，又不会食用过量。月饼的营养成分远比不上正餐所提供的营养全面、均衡，不能用月饼代替正餐。

3. 月饼的保存。软馅月饼中含水分较多，只能保存7到10天左右，硬馅月饼可保存1个月左右。因月饼中含脂肪较多，存放时还应注意避光，以防油脂氧化。存放时，不宜与其他食品、杂物放在一起，以免串味，失去应有的口味和特色。不同品种的月饼保质期不同，鲜肉月饼的保质期只有1天，散装的月饼不低于10天，盒装月饼不低于25天。不吃超过保质期的月饼。

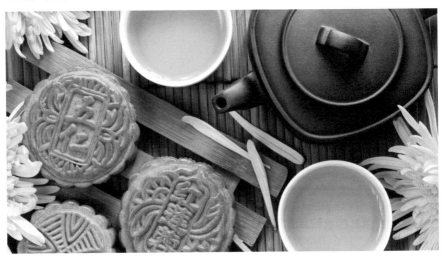

中秋是阖家团圆的日子，月饼承载着团圆、幸福和祝福的寓意。

"双十一"很激动，采购食品需理性

"双十一"即指每年的11月11日，由于日期特殊，因此又被称为"光棍节"。从2009年开始，每年的11月11号，大型电子商务网站一般会利用这一天来进行一些大规模的打折促销活动，以提高销售额度。而"双十一"也成为中国互联网最大规模的商业活动，光棍节的重要性因为联系到购物节而更受人们关注。

近些年来，随着网购行业的发展，越来越多的人都选择网上购物。根据网购的种类，可划分为食品、服装、化妆品、家电、家居等；我们着重来说一说采购食品需要注意的几点事项：

1. 根据需求选购。价格是影响人们购买的非常重要的一个因素。但还是应该理性选购。当年在抢购风中，有人买了成盆的醋，成箱的盐，估计到现在还没有吃完。家里必需的食品可以选购一些，但必须考虑到需求、保存期，买得太多，放过了期，反而不划算了。

2. 看食品是否有质量认证QS标识，即"质量安全"。第一批实行食品质量安全市场准入制度的食品有5类：大米、小麦粉、酱油、醋、食用植物油；第二批实行食品质量安全市场准入制度的食品有10类：肉制品、乳制品、饮料、味精、方便面、饼干、罐头食品、冷冻饮品、速冻面米食品、膨化食品；第三批实行食品质量安全市场准入制度的食品有13类：糖果制品、茶叶、葡萄酒、果酒、啤酒、黄酒、酱腌菜、蜜饯、炒货食品、蛋制品、可可制品、水产加工品、淀粉及淀粉制品。

3. 根据标签选购物品的时候，一定要认真阅读包装上的各种标示，包括商品名称、生产商、生产商地址、生产商电话、产品执行标准、配料表、保质期、净含量等。

4. 从健康角度考虑，仔细阅读营养标签。根据营养标签的信息，根据家人和自己的健康情况选择，尽量选择"低钠""低脂"等含盐少、含脂肪低的食品。

总之，双十一很激动，购物需理性，否则花钱不但买不了便宜，反而会毁了自己的健康。

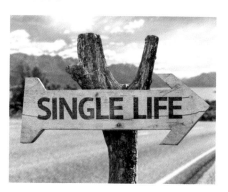

一碗腊八粥，美味乐悠悠

喝腊八粥是传统习俗

粥在我国还是很有点历史的，《周书》中就有关于粥的记载："黄帝始烹谷为粥。"在有文字记载的4000多年的中国历史文化中，据说这是最早关于粥的描述。粥早已深植于我们的日常生活中，生活艰难时，需要"断齑画粥"；"僧多粥少"时，需要合理分配；就会出现"群雌粥粥"，甚至乱成"一锅粥"。

我国农历的腊月初八，也就是"腊八"。按照传统习俗，腊八这天，要熬腊八粥。"腊者，接也，新故交接，故大祭以报功也"。腊八可以追溯到先秦时代，在冬至后的第三个戌日要进行"腊祭"，南北朝以后固定在腊月初八；到了明清，敬神供佛取代了祭祀祖灵和欢庆丰收，成为腊八节的主要活动；到了宋代，逐渐形成了在腊八这天熬粥的习俗，不论贫贱贵富，家家都要熬腊八粥，用于祭祀祖先、合家团聚品尝及馈赠亲朋好友。

"熬"出来的腊八粥

腊八熬粥、喝粥的习俗，在我国江南、东北、西北地区仍保留，南方地区偏少。腊八粥的基本材料包括：大米、小麦、玉米、红枣、莲子、薏米、花生、桂圆肉、各种豆类（红豆、绿豆、黄豆、黑豆、赤小豆等）等，不用全部齐全，可以任选几样。我国各地腊八粥的搭配不同、花样品种繁多。现在超市里也有卖搭配好的腊八粥的原料。其实，生活不用那么教条，把家里有的各种杂粮按照自己的喜好搭配在一起就可以熬腊八粥啦。

按照传统习俗，腊八粥是"熬"出来的。在腊月初七的晚上，就要洗米、泡果、拨皮、去核、精拣，在半夜开始点火熬，先是大火烧开，再用小火慢慢熬，一直熬到第二天的清晨，腊八粥才算熬好了。熬的是功夫，延续的传统、文化。腊八粥熬好后，要先敬神祭祖；然后馈送亲友，最后才全家人享用。现在熬粥方便了，有高压锅、电饭锅……不用熬夜起早了。方便是方便了，粥的味道要差多了，更重要的是传统文化的味道淡了。

养生保健常喝粥

据说，腊八粥有"增力、益寿、除风、除饥、消渴"等作用。从现代营养学的角度来分析：粥主要由多种谷类食物组成，可以提供碳水化合物、蛋白质、丰富的膳食纤维及B族维生素等多种营养素，这些熬粥用的原料，基本上都没有经过研磨加工，谷类表层所含的维生素、矿物质等营养素和膳食纤维都会全部保留下来，避免了营养物质的流失，这些营养物质可以在体内发挥应有的作用。

粥即使有养生保健作用，也需要经常喝才能体现出来。腊八粥不是"灵丹妙药"，单靠腊八这天喝一碗、两碗就能养生保健？你信？我不信！粥，平时就应该熬、应该喝，最好能天天喝。"热热火火下料，健健康康喝粥"。

知识小链接　腊八习俗知多少

腊八豆腐

"腊八豆腐"是安徽黟县民间风味特产。在春节前夕的腊八，即农历十二月初八前后，黟县家家户户都要晒制豆腐，民间将这种自然晒制的豆腐称作"腊八豆腐"。

腊八蒜

泡腊八蒜是华北地区的一个习俗，即将剥了皮的蒜瓣儿放到一个可以密封的罐子，然后倒入醋，封上口放到一个冷的地方。慢慢地，泡在醋中的蒜就会变绿，最后会变得通体碧绿的，如同翡翠碧玉。

腊八面

我国北方一些不产或少产大米的地方，人们不吃腊八粥，而是吃腊八面。隔天用各种果蔬做成臊子，把面条擀好，到腊月初八早晨全家吃腊八面。

煮"五豆"

五豆粥是赤豆、黄豆、绿豆、扁豆、黑豆和大米熬制的粥，有健脾和胃、健身强体之功效，煮"五豆"时，有的在腊八当天煮，有的在腊月初五就煮了，除了自食，也赠亲邻，一直吃到腊月二十三，象征连年有余。

小食谱
大健康

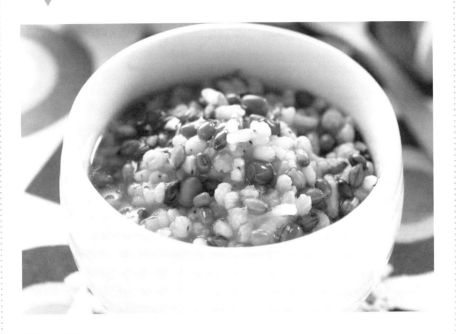

腊八粥

食材

大米10克，糯米10克，绿米10克，红米10克，青稞10克，薏米10克，紫米10克，芸豆10克，红豆10克，绿豆10克，黑豆10克，花豆10克。百合、大枣、葡萄、核桃仁、花生、莲子适量。

制作

① 所有豆类，洗净后，提前浸泡一个晚上。

② 所有米类洗净后，提前浸泡4小时以上。

③ 把所有浸泡好的材料，连同浸泡的水一并倒入电饭锅。水是米的3倍，煮1小时。然后放入适量冰糖，添加核桃仁、大枣、葡萄干煮至粥粘稠即可。

营养解说

"米豆八宝粥"采用的原料除了大米和糯米外，还添加薏米、紫米、豆类、百合、花生仁、红枣、核桃、葡萄、莲子等，谷类缺乏赖氨酸，而豆类赖氨酸含量比较高；各种坚果类富含人体必需脂肪酸以及各种微量元素和多种维生素；五谷杂粮混合煮粥可以充分发挥蛋白质的互补作用，有利于人体健康。

大吃大喝，健康隐患大

天寒赶节日，吃喝风盛行

冬天一到，气温越来越低，天气越来越冷。现代营养学认为，机体在寒冷的环境中代谢率明显增加，对能量的需要比其他季节高；因此，需要吃足够的食物，来保证能量的充足供给，以维持正常体温，抵御严寒。于是出现了很多人在冬天的时候都开始大吃大喝，尤其是到了正月过年，这股吃喝风更是达到了高峰。

大吃大喝有害健康

大吃大喝是一种危害健康的行为，它是引起胃肠道和其他疾病的一个重要原因。人体的消化系统形成了与饮食行为相适应的规律，合理饮食应该一日三餐，定时定量。如果突然改变自己的饮食行为，短时间内吃下去太多的食物、喝下去大量的饮料，超出了身体对食物消化的能力，往往会引起胃肠功能失调。如果吃了大量油腻的食物，这些食物会停留在胃肠内，不能及时消化，很可能引发急性胃肠炎，出现腹痛、腹胀、恶心、呕吐、腹泻等症状。大吃大喝后胃压力增加，可以引起急性胃扩张。大吃大喝后会在短时间内需要大量消化液消化食物，这样会明显加重胰腺的负担，使得十二指肠内压力增高，从而增加发生急性胰腺炎或急性胆囊炎的危险。研究发现，大吃大喝后心脏病急性发作的危险明显增加。经常大吃大喝，体重会迅速增加，短时间就会超重甚至肥胖，肥胖本身就是一种疾病，同时还是高血压、糖尿病等慢性疾病的危险因素。

"无酒不成席"，一般情况下，亲朋好友聚会，酒是少不了的。适量喝点酒，可以活跃气氛、增进了解，无可非议。但是，过量饮酒就有害健康啦！大量、过量喝酒可以造成肠黏膜的损伤及对肝脏功能损害，从而影响几乎所有营养物质的消化、吸收和转运；大量、过量喝酒可以引起急性酒精中毒，从而可能引起胰腺炎，造成胰腺分泌不足，进而影响蛋白质、脂肪和脂溶性维生素的吸收和利用；大量、过量喝酒会使肝胆超负荷运转，肝细胞加快代谢速度，胆汁分泌增加，造成肝功能损害，诱发胆囊炎。一次性大量饮酒后，几天内仍可观察到肝内脂肪增加及代谢紊乱。

不论平时，还是节假日，都要牢记"健康第一"的基本原则，并加以实践。

元旦，不给健康放假

元旦有3天的小长假，平日忙碌的上班族，也趁着这个小长假，都开始了各自的计划：有准备出门旅游的，有准备看电影的；美女们则跃跃欲试地准备去商店血拼；还有的准备走亲访友，联络感情……在这里给大家提个醒，不管是休闲还是娱乐，都应该把健康考虑在内，千万不要给健康放假！

充足睡眠不过长

平常怕堵车、怕迟到、怕挨老板的白眼，所以每天上班不得不睡眼朦胧地早起。放假了，平时休息不足的上班族们恨不得把缺的觉都补回来，于是一觉睡到日上三竿成了常事。但觉是睡足了，问题也来了，白天睡多了，到了半夜还精神亢奋地睡不着。3天假期下来了，养成了晚睡晚起的习惯，到上班的时候，"周一综合征"就开始犯了。假期里多睡会儿没关系，但还是应该按照平时的作息规律，成年人每天睡上6～7个小时就够了，多睡等于浪费时间。

还有的人放假就彻底放松了，长时间的看电视、上网、打游戏……玩的是不亦乐乎，结果导致睡眠不足。睡眠不足会使人体免疫力下降，抗病和康复的能力低下，容易感冒，并加重其他疾病或诱发原有疾病的发作，如心血管、脑血管、高血压等疾病；有的孩子跟着家长熬夜、疯玩，结果导致睡眠不足。小孩睡眠不足的，容易影响他们的学习、还会影响他们的生长发育。

少坐多动晒太阳

长时间看电视、玩牌、搓麻等，这些都是属于"多坐少动"的活动，能量消耗的少，但东西可没少吃。这种生活方式，几天下来，体重可以轻松增加个1～2千克。因此，即使放假，每天也应该多动动，形式可以多样：外出散步，晒晒太阳，沐浴大自然，可以让人心情舒畅，宠辱皆忘；看电视不妨走着、动着；看别人玩牌，而不是亲自参与，自己参与的话时间尽量控制在1小时左右，不要长时间坐着；打牌、搓麻等娱乐项目，不要太在乎输赢，大喜大悲等情绪的变化对心血管健康极为不利。

食物多样量适度

不大吃大喝。放假期间，走亲访友，少不了吃喝，但注意不要放开肚皮大吃大喝，大吃大喝是引起胃肠道疾病的一个重要原因。我们平常是一日三餐，按时定量，消化系统形成了与饮食行为相适应的规律，突然改变饮食行为，短时间内吃下去太多的食物、喝下去大量的饮料，超出了身体对食物消化的能力，会引起胃肠功能失调，还会增加体重。

油腻的食物要少吃。吃多了油腻的食物，肠胃无法及时消化，停留在胃肠内，很可能引发急性胃肠炎，出现腹痛、腹胀、恶心、呕吐、腹泻等症状。大吃大喝后，短时间内需要大量消化液来消化食物，这样会明显增加胰腺的负担，使十二指肠内压力增高，从而增加发生急性胰腺炎或急性胆囊炎的危险。另外，大吃大喝还会明显增加心脏病急性发作的危险。

尽量不在外就餐。餐馆、饭店对热菜的加工往往有一道"过油"的程序，也就是把准备好的肉菜原料在热油中烹调成熟，然后再回锅加辅料和调味品烹制成菜，这样的烹调过程增加了菜肴中油脂的含量，对于健康是不利的。所以，最好自己动手做饭，不仅能增加感情，也有益健康。

还有节假日应按照食物多样化的原则，以清淡为主，控制动物性食物，以免摄入过多的热量。

喝酒助兴不过量

无酒不成席，亲朋好友相聚，酒自然是少不了的。为了自己和他人的健康，首先提倡开车不喝酒，喝酒不开车。其次不要过量饮酒。过量饮酒会造成肠黏膜的损伤及对肝脏功能的损害，

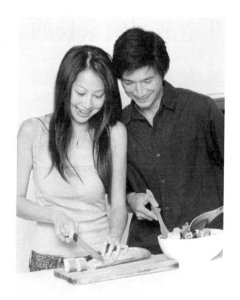

亲自下厨做饭，不仅能增进与家人的感情，也有益于健康。

从而影响营养物质的消化、吸收和转运；过量喝酒可能引起急性酒精中毒，从而引起胰腺炎，造成胰腺分泌不足，进而影响蛋白质、脂肪和脂溶性维生素的吸收和利用；过量喝酒会使肝胆超负荷运转，肝细胞加快代谢速度，胆汁分泌增加，造成肝功能损害，诱发胆囊炎。一次性大量饮酒后，几天内仍可观察到肝内脂肪增加及代谢紊乱。

总之，节日要气氛，但健康也很重要。大吃大喝、暴饮暴食固然大快朵颐，但于健康却无益，所以一定要加以节制。

儿童节，给家长的一封信

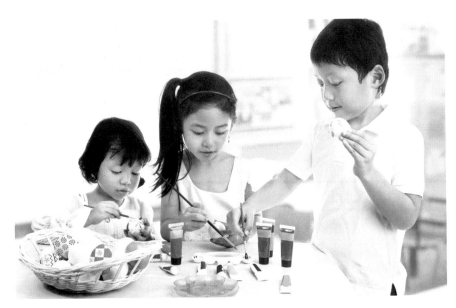

关注孩子的健康

儿童节是专属于小朋友们的节日，在这样一个特殊的节日，我想呼吁父母们多多关注孩子的身心健康。

在孩子身体健康成长的过程中，父母的作用举足轻重。父母不仅需要给孩子提供充足的食物，还要培养孩子健康的生活方式。但在现实生活中，光有这些美好的愿望是不够的，还需要了解一些关于营养和健康生活方面的知识，才能保障孩子身心健康的成长。

关于食物营养

首先，食物不是越贵越有营养。食物的价格受很多因素的影响，一般说来，动物性食物（鸡、鸭、鱼、肉等）的价格要比植物性食物（米、面、蔬菜

等）高，但这并不意味着价格高的食物就比价格低的食物有"营养"。每种食物所含的营养物质不同，不能简单地从价格上来判断食物的营养高低。

"营养"不是越多越好

维持生命和健康所需要的营养素有40多种，身体对这些营养素需要的量是不相同的。例如，人体每天需要几十克的蛋白质；有的需要的量少，只有几克；有的更少，是以微克计算的。但是并不意味着需要量多的营养素就重要，需要量少的就不重要。不管需要的量多量少，对维持身体正常的机能及健康都是必不可少的，缺少了就会出现问题。各种营养素在体内发挥各自的作用来维护人体这架"机器"的正常运转。因

此，"营养"贵在全面、均衡！

再者，食物多样化是保证营养全面、均衡的基础。我们需要的营养来自于各种各样的食物。从食物分类及所含的营养素来看，有些食物含的某些营养素多些，其他营养素少些，或者没有，没有一类食物能够提供人体所需的所有营养素。因此，要获得充足、均衡的营养，只吃一类或两类食物是不够的，要做到饮食多样化，各类食物都吃一点，根据食物的营养含量进行合理搭配。

培养孩子健康饮食行为

在孩子的成长过程中，有些父母准备的食物营养非常全面，但是孩子还是出现了健康问题，这是因为孩子的饮食习惯在作祟。孩子饮食习惯大都受父母的影响，父母的言传身教会影响孩子的一生。

挑食、偏食重在行为引导

有些孩子吃饭时挑挑拣拣，喜欢吃的吃不够，不喜欢吃的一点不吃。这和家长的喂养行为有关。孩子一出生就对甜味表现出喜悦的表情，而对苦味则表现出痛苦的表情。在喂养孩子的时候，过早给孩子添加食物，孩子大一些的时候容易出现偏食、挑食。在孩子偏食或挑食时，家长不要去评价，在平时也不要说孩子最喜欢吃什么、不喜欢吃什么，那样会在不知不觉中强化孩子的这些行为。在孩子不好好吃东西时，也不要采取追食、诱食、强食等方法。

选择、购买、烹调重参与

要让孩子参与食物的选择和购买。这能让孩子认识和了解不同的食物以及其营养特点。还能借助这样的机会，循序渐进地给孩子灌输营养和健康知识。例如，蔬菜中含有丰富的矿物质和维生素，奶类含有丰富的钙，有利于骨骼的健康等。许多父母不让孩子参与烹调食物的过程，怕孩子伤着、烫着。其实，参与到食物的准备、制作中，不仅可以加深孩子对食物和营养知识的了解，更重要的是可以培养孩子独立生活的能力，使孩子受益一生。

生活方式的模仿

孩子生活方式的形成首先是模仿成年人，特别是自己的父母。调查发现，经常不吃早餐的儿童中，他们的父母也是经常不吃早餐的。作为父母，如果每天长时间看电视，抽烟、喝酒，经常吃快餐，喝含糖饮料，不运动……这样的生活方式不仅会对自己的健康带来危害，更重要的是常此以往会影响孩子一生的健康。

因此，在日常生活中，父母们要把孩子和自己的健康放在第一位。不仅要做到食物多样化，营养全面均衡，还应该以身作则、言传身教，使孩子培养良好的健康、规律的生活习惯，这样才能带领孩子一起走向健康大道。

回归日说蛋挞

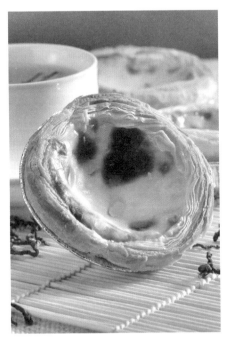

澳门作为中国两个特别行政区之一，旅游业非常发达，其中澳门八景享誉中外。伴随着澳门旅游的还有澳门独特的美食，如葡国鸡、青菜汤、绿柚鸭、义顺牛奶等，还有不得不提的小吃葡式蛋挞。

虽然叫葡式蛋挞，但开发葡式蛋挞的却是一个叫安德鲁的英国人，他爱好制作各式糕点，而且不拘传统，不断创新。他在葡萄牙传统食谱的基础上加进自己的创意，用猪油、面粉、水和鸡蛋，以及英式的糕点作法，创作出葡式蛋挞，并于1989年在澳门路环岛开设安德鲁饼店。葡式蛋挞由此成为最有名的澳门小吃之一。葡式蛋挞的制作特别讲究烘焙技巧，成品香酥松软，内馅丰富，香味浓郁，甜而不腻，深受世界各地食客们的喜爱。

蛋挞是一种美食，口感细腻，滋味丰富，但不宜多吃，要把握好一个"度"。从制作蛋挞的原料分析，蛋挞中含有碳水化合物、脂肪、蛋白质和矿物质等营养成分。蛋挞含的能量较高，一个蛋挞的平均能量大约是300千卡，而一碗米饭的能量约为250千卡，吃一个蛋挞就相当于一碗米饭的能量。另外，从能量来源看，蛋挞和米饭不同，米饭的能量主要是碳水化合物，而蛋挞中的能量大约60%的是来自脂肪，食用过多，不利于心血管健康。一次吃下3个蛋挞，需要慢跑1小时才能消耗掉这些能量。除此之外，葡式蛋挞的制作添加了糖，儿童食用过多不利于牙齿的健康。因此，蛋挞虽美味，但一定要把握好量，一次只吃一到两个，适可而止，方能兼顾美味和健康！

感恩节吃火鸡

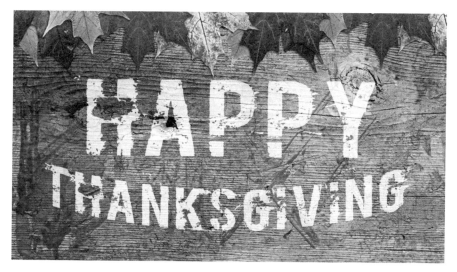

感恩节是美国和加拿大共有的节日，原意是为了感谢上天赐予的好收成。加拿大的感恩节则起始于1879年，是在每年10月的第二个星期一。自1941年起，美国的感恩节是在每年11月的第四个星期四，像中国的春节一样，在这一天，成千上万的人们不管多忙，都要和自己的家人团聚，而火鸡则是感恩节的传统主菜。

火鸡是美洲特产，体型比家鸡大3~4倍，长800~1100毫米。与肉鸡相比，火鸡肉的口感要略粗一些，但在营养成分上有"一高二低"的特点。一高，是蛋白质含量高，并含有丰富的铁、锌等矿物质和维生素；二低，是脂肪和胆固醇含量低，100克不带皮的火鸡胸肉含有28克蛋白质，0.2克的饱和脂肪

和115千卡能量；而相同重量的猪肉含有5.5克饱和脂肪和225千卡能量。

火鸡料理多种多样，烧烤、煮汤都适合，再加点创意，烤火鸡还能变化出许多新花样。火鸡的传统做法是在肚里塞满西芹、胡萝卜、洋葱等，皮上涂上酱料放入烤箱，烤的时间要在2小时以上。火鸡性味温和，为食草性禽类，所以常年都适合食用。多项研究表明，失眠者体内色氨酸水平偏低，而火鸡及鸡肉中富含色氨酸，每天吃85克火鸡肉就可以满足色氨酸的日需求量。虽然火鸡营养价值高，"膳食平衡宝塔"中明确指出，一个人每天摄入瘦肉75克，而蔬菜，每天最好摄入500克左右。所以火鸡美味，也不要吃太多，吃的同时可以搭配一些蔬菜，这样才能使营养更加全面。

万圣节话南瓜

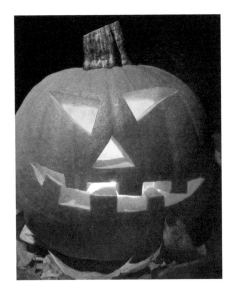

万圣节又叫"鬼节"，在每年的10月31日，是西方传统的节日。关于万圣节的由来有许多版本。新年前夜，年轻人集队，戴着各种怪异面具，拎着刻好的萝卜灯（南瓜灯是后期习俗），游走于村落间。这在当时实则为一种秋收的庆典。也有说是"鬼节"。传说当年死去的人，灵魂会在万圣节的前夜造访人世，人们应该让造访的鬼魂看到圆满的收成并对鬼魂呈现出丰盛的款待。所有篝火及灯火，一来为了吓走鬼魂，同时也为鬼魂照亮路线，引导其回归。

每当万圣节到来，孩子们都会迫不及待地穿上五颜六色的服装，戴上千奇百怪的面具，提着一盏"杰克灯"，也就是南瓜灯走家串户，索要礼物，主要是糖果。万圣节最广为人知的象征也正是这两样：奇异的"杰克灯"和"不给糖果就捣乱"的恶作剧。"不给糖果就捣乱"，是万圣节的主要活动。

奇异的"杰克灯"是由南瓜做成的，在西方，南瓜常用来做成南瓜派（即南瓜甜饼）或者用南瓜瓜子做成零食。而在东方的饮食文化中，南瓜常用来熬粥。

南瓜的品种不少，主要有以下五种：西洋南瓜、中国南瓜、美国南瓜、黑子南瓜、墨西哥南瓜。

从南瓜的营养成分来看，含有碳水化合物、胡萝卜素、B族维生素、维生素C和钙、磷等成分。南瓜的吃法多种多样，如东方风味的南瓜夹、南瓜饼、南瓜小炒、南瓜山芋粥，还有将南瓜连同南瓜瓤、蜂蜜、大枣等蒸着吃的。西方人则喜欢把南瓜做成各种糕点和汤羹。如南瓜羹、南瓜汤、南瓜面包、南瓜布丁等。

圣诞节，各国吃什么

圣诞节是每年的12月25日，12月24日称为平安夜。圣诞节，又称耶诞节，是西方国家的传统节日，庆祝的隆重程度和我们的传统春节相当。

圣诞节是一个宗教节日，民间把它当作耶稣的诞辰来庆祝，故名"耶诞节"。实际上，耶稣诞生日并无记载，圣诞节是后人定的。

19世纪，圣诞卡的流行、圣诞老人的出现，使圣诞节开始渐渐流行起来。19世纪初发展至中叶，整个欧洲、美洲都开始过起了圣诞节，并衍生出了相应的圣诞文化。亚洲一些国家和地区受圣诞文化的影响，也开始过圣诞节，包括日本、韩国、新加坡等。在我国，圣诞节是香港和澳门特区的公假日，年青人则把圣诞夜演化成聚会，借机欢聚一堂、吃喝一番。

在西方，平安夜和圣诞节是很庄重的，家人齐聚在家中准备一桌丰盛的大餐来庆祝。不同国家的圣诞大餐有所不同：在美国，圣诞晚餐除了传统火鸡之外，还有一样特别的食品——玉米粥。在英国，全家人都会参与制作象征团聚、和谐的圣诞布丁；法国人会做带有浪漫色彩，祝愿来年好运的树干蛋糕。

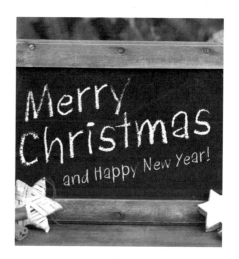

丹麦圣诞节大餐有烤猪、烤鹅或烤鸭中的一样，还会有马铃薯、紫色包心菜与浓汤肉汁。加拿大圣诞晚餐，除马铃薯泥、肉汤浓汁、蔓越橘酱及葡萄干布丁之外，还有蛋酒。

值得一提的是以澳大利亚为代表的南半球的"仲夏圣诞节"，既有热带风情，又融合了欧洲传统圣诞节的经典元素。商店橱窗被精心布置成了冬日雪景，挂满雪花的圣诞树和穿红棉袄的圣诞老人让人们仿佛又置身隆冬北国。而澳大利亚的热带水果、海鲜、奶酪和葡萄酒，让圣诞节盛宴变得异常丰富，澳大利亚独有的海滩圣诞烧烤派对与沙滩宴成为圣诞饮食大餐上一道独特的风景。

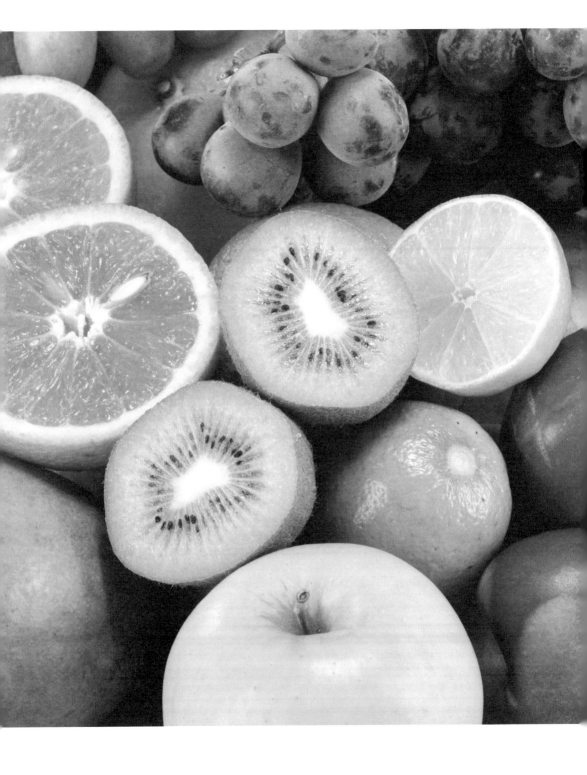

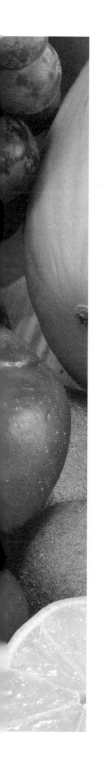

05 CHAPTER 日常营养方，全家保健康

当好家人的营养顾问

　　孩子经常感冒发热，或是发育不良；老人腰酸背痛，眼睛经常干涩流泪……你是否会为这些问题而苦恼呢？

　　研究发现，人体很多疾病的产生与营养素的缺乏有关。就拿最常见的干眼病、皮肤粗糙而言，就是身体缺乏维生素A的主要表现。想要预防疾病，就得先从"吃"上下工夫。只是人群不同，摄取营养的重点也不同，"一刀切"的营养摄取方式是不可取的。必须根据年龄、体质合理安排一日三餐，才能远离疾病，永葆健康！

母乳喂养，孩好，妈也好

不知从几何时，母乳喂养成为一个公共卫生问题。许多母亲自己把母乳喂养这种天性和本能剥夺了，不愿意用自己的乳汁喂养孩子。其中有多方面的原因，怕影响自己的体型，广告的误导，错误的认识，等等。我们现在再次细解一下母乳喂养的好处。

母乳喂养有N多好处

1. 母乳喂养最安全。

从食物安全的角度看，母乳喂养最安全。"大头娃娃""三聚氰胺"事件中受到影响的主要是人工喂养的孩子。对于孩子来说，母乳是最安全的。

2. 母乳营养最全面，最适合孩子的需要、有益健康。

对于出生后6个月内的婴儿，母乳可以满足孩子所需要的全部营养成分。母乳所含的营养物质齐全，各种营养素之间比例合理，含有多种免疫活性物质，非常适合于身体快速生长发育、生理功能尚未完全发育成熟的婴儿。这是其他任何产品都不能比拟或代替的。

3. 母乳喂养方便、经济、实惠。

母乳喂养孩子随时随地都可以实现，不用费时、费事冲调，温度适合孩子，可以说方便、易行。母乳经济、实惠，奶粉的价格不菲，而且还时不时地涨价。

母乳喂养，孩好！

母乳喂养除满足婴儿营养需要外，

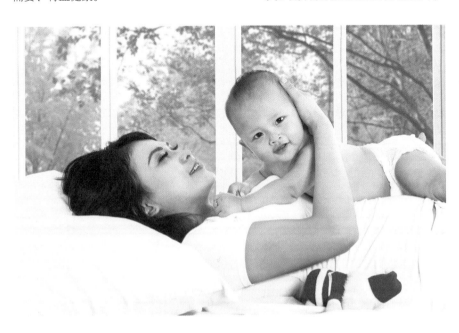

还对婴儿有许多持续的有益健康效应。研究证实，出生早期的营养影响儿童期神经行为的发育及表现，甚至对成年时期的某些慢性疾病也具有持续影响。

1. 母乳喂养可降低婴儿患感染性疾病的风险。

（1）母乳喂养能减少或消除婴儿摄入或接触污染的食物及容器的机会。

（2）母乳含免疫活性物质可促进婴儿免疫系统的成熟，抵抗感染性疾病，特别是呼吸道及消化道的感染。

（3）母乳喂养既可以显著降低婴儿腹泻的发病率，也可缩短腹泻的病程。

（4）母乳喂养婴儿的坏死性肠炎发病率也显著低于用婴儿配方食品喂养的婴儿。

（5）即使是部分母乳喂养，亦具有一定的保护作用。

（6）母乳喂养还有利于抵抗肺炎、中耳炎、菌血症、脑膜炎及尿道感染等感染性疾病。

2. 母乳喂养可以降低非感染性疾病及慢性疾病的风险。

可降低患溃疡性结肠炎、儿童期肥胖和肿瘤等疾病的危险性。

3. 母乳喂养有利于预防儿童过敏性疾病的发生。

母乳中所含的蛋白质大部分是婴儿的同种蛋白，不会被婴儿的免疫系统当作一种异种蛋白而导致过敏。

4. 母乳喂养可以降低婴儿长大后发生肥胖的危险。

用较高蛋白质含量的配方奶粉喂养6个月的婴儿体重明显高于母乳喂养的婴儿。到5~6岁时，非母乳喂养儿童的肥胖患病率为母乳喂养儿童肥胖患病率的2~3倍。

母乳喂养，妈也好！

1. 母乳喂养时，母亲能悉心护理孩子，可以增进亲情，还有利于母体的复原。

2. 产后早开奶能刺激母体内催产素的分泌而引起子宫收缩，减少产后子宫出血发生的危险，可以促进子宫较快的恢复到孕前状态，还可以避免乳房肿胀和乳腺炎的发生。

3. 母乳喂养可延长新生儿分娩后到恢复规律排卵的间隔时间，延迟妇女生育，这样使母亲将全部精力照顾孩子。

4. 有些母亲担心产后体重增加、肥胖，因此，不进行母乳喂养。其实，这种想法没有依据。实际上，乳汁的分泌需要消耗大量能量，母乳喂养有利于乳母的体重尽快复原，预防产后肥胖。

5. 母乳喂养还可以降低母亲乳腺癌和卵巢癌的发病危险。

聪明健康要从小培养

孩子如何吃，关键在家长

很多家长对孩子的饮食要求，总是有求必应，从而使孩子的口味越来越挑，专挑自己喜欢的东西吃。很多情况下，当孩子表现出不喜欢某种食品时，家长并不是劝说或讲道理，而是一味地迁就；当孩子表现出喜欢吃某种食品时，父母马上又会让孩子多吃。久而之，导致孩子形成挑食的习惯。

还有的父母自己就有偏食习惯，在饮食上挑三拣四，在孩子面前常说这不好吃，那也难吃，在父母的"言传身教"之下，孩子也会不知不觉形成偏食。

吃自己喜爱和可口的食物是人的天性，家长一味地满足孩子这种"天性"，就可能使孩子吃不到平衡的膳食，从而导致在孩子膳食结构不合理，引起贫血。

对于这种情况，一定要从小就培养孩子健康的饮食行为，鼓励孩子品尝多种口味的食物，孩子不喜欢吃的饭菜，可让他试着吃一点，慢慢适应，但不要强迫。同时，父母也要以身作则，改变自己不健康的饮食行为。

不吃早餐忽视掉的是孩子的健康

现代生活节奏加快，工作和学习的负担很重，人们养成了晚睡晚起的作息习惯，过着"早餐马虎、午餐凑合、晚餐丰富"的生活方式，这种不健康的生活方式也影响到孩子。确实，很多学生晚上学习到深夜，早晨不愿意起床，为了多睡一会儿，所以，根本就没有留出吃早餐的时间。急急匆匆起床后，人体的各个系统还没有完全运转起来，当然也没有胃口享受早餐啦！还有些女同学，为了漂亮，节食减肥，认为不吃早餐可以控制体重。结果，不吃早餐的很多学生都有着程度不同的贫血。

早餐是一天中的第一顿饭，对人体的营养和健康状况有着重要的影响。不吃早餐或早餐营养不充足，能量和营养素摄入就不足，这种不足很难从午餐或晚餐中得到补充。不吃早餐和早餐质量不好的学生，上午第1、2节课就出现精力不集中、疲劳、思考问题不积极，第3、4节课时以上现象更加明显。所以，不吃早餐或早餐凑合不仅会影响学生的营养素摄入、学习成绩，长期下去还会影响到生长发育和健康。

家长的言传身教对孩子饮食行为的形成起着重要的作用。调查发现，孩子吃早餐的频率与家长每周吃早餐的次数联系密切，家长吃早餐的频率越高，其孩子吃早餐的频率也越高。为了节省时间，家长可以在头一天的晚上就把第二天早上要吃的食物准备好。例如，把水果洗好、切好，用保鲜膜包好放在冰箱。在为孩子准备早餐的同时，父母也应该和孩子一起享用早餐，营造一种健康生活方式的家庭氛围。一天之计在于晨，一生的健康之计也应该开始于每天的营养早餐。

早餐提供的能量应占全天总能量的25%～30%，原则是"营养全面、均衡"。要有谷类食物、动物性食物、奶类或奶制品，还要有蔬菜水果。一份营养质量好的早餐应该包括以上 4 类食物，各类食物的量可因人而宜。

巧吃零食，补充营养

说到零食，我们接触的似乎都是关于给孩子吃零食的坏处，比如发胖、影响食欲，妨碍消化系统功能等，但其实只要适量、适时地给孩子巧吃零食，不但有利于孩子身心健康，还能为孩子补充一些身体必需的营养物质。

首先，要选择一些"好"的零食，比如花生、核桃、奶酪、无花果、开心果、葡萄干、牛肉干等，这些零食中富含孩子生长所需的多种营养物质。

其次，父母在给孩子吃零食时，一定要注意让孩子学会吃零食，不能以零食代替正餐。比如，正餐吃得比较素，应选择能补充蛋白质的零食。如果正餐吃得比较饱，则应吃些助消化的零食。平时应注意选择一些有营养价值的零食，尽量少吃高热量、高脂肪的零食。肥胖者应少吃或不吃太甜的零食。注意经常变换零食的种类，不要长期只吃一个品牌的一种零食，因为这样获取的营养是很单一的。

有的孩子非常喜欢吃零食，手里的零食总是不断，这可能会影响正餐的摄入量，甚至可能会以零食代替正餐。其实，孩子对营养的摄取，还是应以正餐为主。零食带给孩子的营养毕竟比较单一，所以，不要以零食代替正餐。

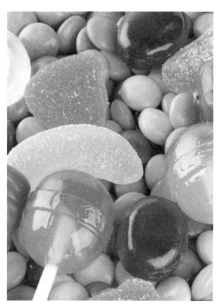

吃零食有讲究，高糖零食宜少吃。

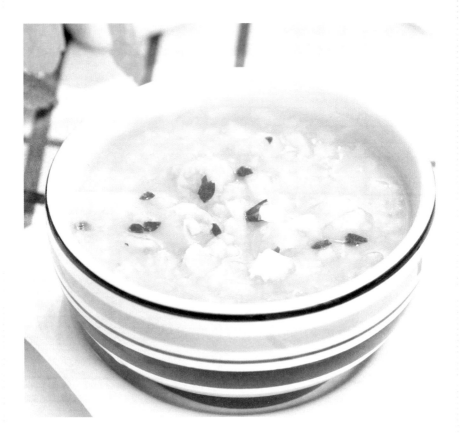

桂圆莲子红枣粥

食材

桂圆肉10克，莲子10克，大米50克，红糖5克，红枣适量。

制作

① 将莲子去芯，洗净。

② 红枣、大米、桂圆肉淘洗净。

③ 将大米倒入锅中，加入红枣、桂圆、莲子、适量水，置旺火烧开，文火熬煮至烂。

营养解说

白粥中加入桂圆、大枣、莲子、百合等，能够增添粥的风味。

均衡营养，提高宝宝免疫力

在和疾病斗争的过程中，人的免疫力发挥着至关重要的作用。如何通过均衡营养，来提高宝宝的免疫力呢？人体的免疫力受多种因素的影响，其中营养因素起着十分重要的作用，它是维持人体正常免疫功能和健康的物质基础。宝宝生长发育迅速，代谢旺盛，是一生中身心健康发展最为重要的时期，因此，充足、合理的营养至关重要。

膳食营养是否充足合理，不仅对童年期体力、智力发育有直接的影响，并且对其成年后的身体素质和疾病的发生都有重要的影响。通过合理营养可以改善人体的免疫状况，增强对疾病的抵抗能力，对预防疾病的发生有重要的意义。

与机体免疫功能关系密切的营养素有蛋白质、维生素A、维生素C、维生素E、铁、锌和硒等，因此，要注意这些富含这些营养素食物的选择和供给。对待宝宝来说，他们还不会自己选择食物，需要家长细心照料。

母乳喂养好处多

纯母乳喂养能满足6个月龄以内婴儿所需要的全部液体、能量和营养素。母乳是6个月龄之内婴儿最理想的天然食品。母乳所含的营养物质齐全，各种营养素之间比例合理，含有多种免疫活性物质，非常适合于身体快速生长发育、生理功能尚未完全发育成熟的婴儿。不少人担心母乳喂养会影响体形，实际上，母乳喂养不仅能增进母子感情，还可以促进母体的复原。母乳喂养既经济、安全又方便，不易发生过敏反应。因此，应首选纯母乳喂养婴儿。

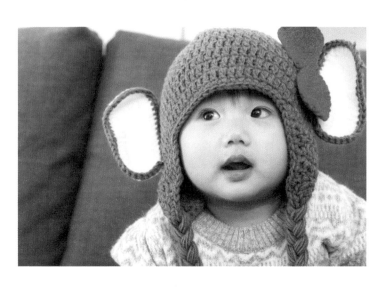

及时添加辅食

从6个月龄开始就需要给宝宝添加辅食了。注意：添加辅食并不意味着停止母乳喂养。应继续母乳喂养，最好能喂到2岁。辅食添加的原则，由少到多、由稀到稠循序渐进；逐渐增加辅食种类，由泥糊状食物逐渐过渡到固体食物。从6月开始添加泥糊状食物（如米糊、菜泥、果泥、蛋黄泥、鱼泥等），7~9月，可由泥糊状食物逐渐过渡到可咀嚼的软固体食物（如烂面、碎菜、全蛋、肉末），10~12月时，大多数婴儿可逐渐转为以进食固体食物为主的膳食。

奶类不可少

奶类的营养成分全面、丰富。建议母乳喂养到2岁。如果6个月后不能继续母乳喂养，每天要喂宝宝350毫升液体奶的幼儿配方奶粉。注意：不宜直接喂普通液态奶、成人奶粉或大豆蛋白粉等。首选适当的幼儿配方奶粉，或者强化铁、维生素A等多种微量营养素的食品。如果不能保证喂奶制品，要通过其他途径补充优质的蛋白质和钙质，如用蒸蛋羹等方法代替。

保证铁和维生素A的摄入

保证铁的充足摄入，避免铁缺乏和缺铁性贫血的发生。鱼类脂肪有利于儿童的神经系统发育，可适当多选用鱼虾类食物，尤其是海鱼类。对于1～3岁幼儿，应每月选用50克左右的猪肝、鸡肝、羊肝，做成肝泥，分次食用，以增加维生素A的摄入量。

户外活动

由于奶类和普通食物中维生素D含量十分有限，幼儿单纯依靠普通膳食难以满足维生素D需要量。适宜的日光照射可促进儿童皮肤中维生素D的形成，对儿童钙质吸收和骨骼发育具有重要意义。每日安排幼儿1~2小时的户外游戏与活动，既可接受日光照射，促进皮肤中维生素D的形成和钙质吸收，又可以通过体力活动实现对幼儿体能、智能的锻炼培养和维持能量平衡。

足量喝水

婴幼儿体表面积相对于体重比成人更高，水分蒸散流失多，更需要补充水分。要注意及时补充水分。

合理的膳食，充足均衡的营养，可以增强宝宝的免疫力，让宝宝健康茁壮的成长！

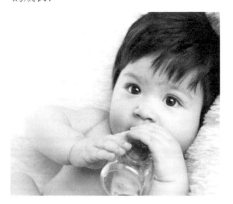

小时候胖不算胖？

警惕，肥胖正在侵害儿童

随着生活水平不断提高，人群的平均身高、体重不断增加，和20年前相比较，我们整体上更高啦、更重啦。人群平均身高、体重的变化是衡量人群营养和健康状况的一项指标。身高、体重的变化说明国民的营养健康得到了改善。但是，"胖不是福"，国人变得越来越重这一事实对我们来说并不是一个好消息。现代医学证明，肥胖不是有福和富有的象征，而是一种慢性疾病，并且它还会增加其他慢性病如高血压、糖尿病和某些癌症等发生的危险性。

目前，我国"减肥"产品市场异常火爆，这种火爆一方面说明了越来越多的人认识到肥胖对健康的危害，另一方面也隐含着减少体重并不是一件简单的事情。医学研究发现，肥胖一旦发生，要想减轻体重是非常困难的。控制肥胖最有效、最经济的措施就是预防它的发生，并且开始的越早越好。应该从儿童期甚至从孕期就开始。

肥胖的成年人往往是从肥胖儿童发展过来的。研究发现，肥胖儿童发展为

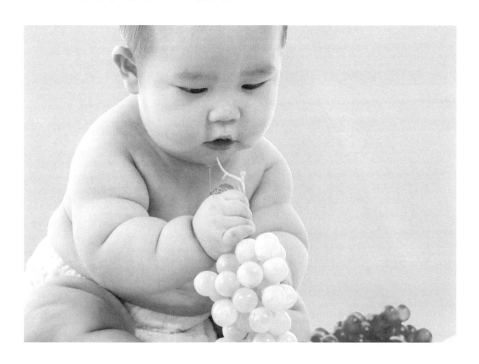

成人肥胖的危险性是正常儿童的2~6.5倍，肥胖儿童青少年的年龄越大，发展为成人肥胖的比例越高。1~5岁的肥胖儿童中有27%的会将肥胖持续到成年，43%的3~9岁的肥胖儿童持续到成人，如果是10~13岁的肥胖儿童则有80%~86%会持续到成人；从另外一个角度看，15%~20%的肥胖成人在儿童期就胖。

一些与肥胖有关的慢性疾病也往往从儿童时期就开始出现初期症状，如肥胖儿童血液中甘油三酯和胆固醇的含量比正常儿童高，以及儿童肥胖可导致儿童高血压等，因此肥胖及其他慢性疾病的预防都应该从儿童时期抓起。

儿童时期是生长发育的重要阶段，也是行为和生活方式形成的关键时期，在这个阶段培养儿童健康的行为和生活方式对肥胖及其它慢性病的预防都非常重要。

预防——儿童肥胖唯一的出路

肥胖一旦发生，要减轻体重，特别是体内的脂肪含量是非常困难的。因此，最好的措施是预防，特别是要从儿童青少年时期开始。儿童少年肥胖的干预必须贯彻"预防为主"的方针，要及早、从小抓起，从母亲孕期开始预防；应由政府主导、社会参与，建立以学校-家庭-社区为主的防控网络。

儿童少年正处于生长发育时期，预防的目标是，使其建立健康的行为和生活方式，在保证正常生长发育的前提下，控制体重的过度增长，一般情况下不建议减重；

保证供给其生长发育需要的能量和营养素，尤其要有充足的蛋白质，能量摄入过多时进行合理的膳食调整和加强身体活动；

采取有效措施进行干预，纠正儿童少年和家长不健康的饮食行为；

开展经常的、持久的、适合年龄特点的各种强度的身体活动；

每年进行身高、体重测量，计算BMI，根据具体情况选择不同的措施；

儿童少年不采用药物和手术等手段减重。

儿童肥胖预防措施包括：

（1）控制影响人群体重状况的社会、文化、政治和自然环境中不健康因素；

（2）制定防治肥胖及其相关疾病，特别是高危个体和群体的干预计划以及肥胖儿童少年的治疗方案。

（3）根据不同人群从普遍性预防、针对性预防和超重肥胖者的综合预防三个层面进行。

普遍性预防

面向全人群，运用健康促进学校理论框架，从制定政策、创造支持性物质和社会环境、社区参与、普及知识及技能培训、提供卫生服务等方面入手，培养儿童少年健康的行为和生活方式，预防肥胖的发生，并使其受益一生。

针对性预防

针对处于肥胖"易感环境"中，超重、肥胖发生危险较高的儿童少年，防止他们发展为超重或肥胖。主要以家庭和学校为基础进行干预，将干预措施纳入儿童少年的日常生活中。

超重肥胖者的综合防治

对于超重或肥胖的个体，需维持其体重的正常增加，控制体重的过度增长。主要措施是饮食调整、身体活动指导和行为矫正。对于超重肥胖的个体不主张采取药物和手术治疗，已出现并发症的应由临床医生进行诊断和处理。

对于超重肥胖儿童的干预及治疗，应以保证其正常生长发育、保持体重适度增长、增进身心健康为目标；原则是以合理膳食和身体活动为基础、以行为矫正为关键、以学校等日常生活场所为实施场合，创造一个轻松环境，家庭和儿童共同参加，持之以恒。儿童处于生长发育时期，防止体重过度增加比减轻体重更重要。禁食和饥饿疗法不适合儿童减肥，一般不主张采用药物疗法，并禁用手术疗法。

儿童肥胖一旦发生，千万不要"胖急乱投医"，盲目减肥。减肥一定要在专业人员的指导下进行。均衡营养、适量运动配合行为矫正是科学的减肥方法。

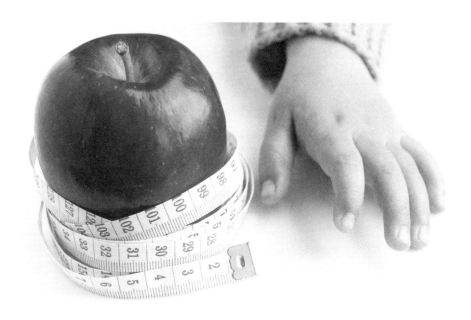

小腰也不能"粗"

判定一个人是否属于超重肥胖，常用的指标是体质指数BMI（BMI=体重(kg)／身高 (m^2)），因为体质指数和体内脂肪含量存在着很好的正相关关系。一般来说，体质指数越大，体内的脂肪就越多。体质指数的计算需要同时知道身高和体重的数值才能计算出来。我国成年人健康体重的范围为18.5～23.9 kg/ m^2，

24.0～27.9 kg/ m^2为超重，大于等于28 kg/ m^2为肥胖。小于18.5 kg/ m^2为消瘦，这个指标不分性别。

儿童少年还处于生长发育中，使用体质指数来评价他们的营养状况，就需要考虑年龄和性别，下表是用于判断儿童少年超重肥胖的参考值。

中国儿童青少年超重、肥胖筛查体质指数分类标准（kg/ m^2）

年龄（岁）	超重		肥胖	
	男性	女性	男性	女性
7~	17.4	17.2	19.2	18.9
8~	18.1	18.1	20.3	19.9
9~	18.9	19.0	21.4	21.0
10~	19.6	20.0	22.5	22.1
11~	20.3	21.1	23.6	23.3
12~	21.0	21.9	24.7	24.5
13~	21.9	22.6	25.7	25.6
14~	22.6	23.0	26.4	26.3
15~	23.1	23.4	26.9	26.9
16~	23.5	23.7	27.4	27.4
17~	23.8	23.8	27.8	27.7
18~	24.0	24.0	28.0	28.0

除了体质指数这个指标，还有一个指标可以反映体内脂肪含量的多少，那就是腰围。腰越"粗"得慢性病的危险越大。腰围越大，中心性肥胖越严重，高血压、糖尿病、代谢综合征等慢性病患病风险也越高。腰围的粗细对评价成人的健康很重要，对于小孩是不是也可以适用？我们常说，"小孩子没腰"，是不是意味着对于小孩子就不考虑腰围了呢？

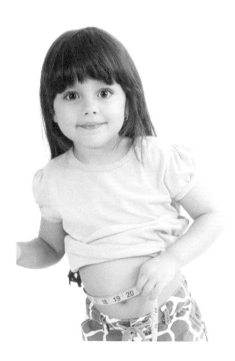

其实，人们常说的"小孩子没腰"，是感官判断，因为小孩还没有发育成熟，难以看出腰来。但这不意味着小孩子的腰就不用管它粗细啦。在我国儿童少年中进行的分析发现，"腰粗"（腰围≥P90）的孩子得代谢综合征的风险比"腰不粗"的孩子高近3倍，患高血压的危险高4~6倍，患血脂异常的危险高2~4倍，发生非酒精性脂肪肝的风险增加19倍；孩子的腰围每增加1厘米，代谢综合征的风险会增加7.4%。

因此，我们也需要关心孩子的腰围，小腰也不能粗！建议不但要经常测测身高、体重，算算BMI，还应该测量一下腰围，以便及早发现健康隐患。

怎么测孩子的腰围？准备好皮尺，让孩子站直，两脚并拢，两臂稍张开下垂，测量时可以脱去上衣；让孩子平缓呼吸，不收腹、屏气。皮尺刻度下缘距肚脐上缘1厘米处，将皮尺水平环绕一周（贴近皮肤但不紧陷皮内），在目光和皮尺同一水平面读数。

孩子的腰围多少算正常？不同年龄、不同性别孩子的腰围不同，下表可以作为一个参考值。

不同年龄、性别儿童的腰围界值点（厘米）

年龄（岁）	男生	女生
6	60.6	57.9
7	63.6	60.2
8	66.8	62.5
9	70.0	65.1
10	73.1	67.8
11	75.6	70.4
12	77.4	72.6
13	78.6	74.0
14	79.6	74.9
15	80.5	75.5
16	81.3	75.8
17	82.1	76.0

青春期饮食更需重营养

青春期生长加速，是体格和智力发育的关键时期，全面、均衡的营养供给是正常生长发育的物质基础和保障。青春期是指由儿童发育到成人的过渡时期，年龄范围在10~20岁期间（女孩一般要比男孩早两年）。这个年龄段是人的一生中最为特殊的时期，由于受内分泌变化的影响，步入青春期的儿童生长发育明显加速，出现人体生长的第二个高峰。在此期间，不但生长快、第二性征逐步出现，且学习负担重、活动量大，对能量和营养素的需求相对较成人高。在膳食营养方面应当注意以下几点。

足够的能量

对于成年人来说，能量的摄入与消耗达到平衡即可。但对于生长发育中青少年，能量的摄入要大于消耗，有所节余，来保证他们生长发育的需要。18岁的青年与10岁的儿童相比，身高平均要增加28~30厘米，体重要增加20~32千克。谷类是我国膳食中能量的主要来源，青少年每天应摄入400~500克的谷类。

充足的优质蛋白质

青少年体重增长主要是骨骼和肌肉增长，而蛋白质是主要成分。蛋白质占总能量的12%~14%为宜，其中最好有一半是优质蛋白质，也就是来自动物性食物和大豆的蛋白质。蛋白质是组织器官增长、调节生长发育和性成熟的各种激素的原料，摄入不足会影响青少年正常的生长发育。因此，除了保证主食的量，还要适量吃些鱼、肉、禽、蛋等富含优质蛋白质的食物。每天应摄入100~150克的动物性食物（畜肉、禽肉、鱼虾）或豆制品，250毫升牛奶和一个鸡蛋。

矿物质不能缺

骨骼生长需要钙，每天应摄入一定量的奶类，来保证钙的充足摄入。青少年中缺铁性贫血也较普遍，女孩月经失血更需要注意铁的补充。所以，要常吃些富含铁的食物，如动物肝脏、鸡蛋、瘦牛肉等食物。维生素C有助于铁在体内的吸收，因此，同时要多吃一些富含维生素C的新鲜水果和蔬菜。同时要常吃一些海产品如牡蛎、海鱼、海带，紫菜等，来保证锌和碘等微量元素的摄入。

天天果蔬，美丽健康

果蔬中含有丰富的维生素、矿物质和膳食纤维，经常吃果蔬可以促进青少年智力和体格的发育，增加对疾病的抵抗力，有益心血管健康，预防癌症的发生。最好能做到顿顿蔬菜、天天水果。

预防长痘，从吃开始

痘痘大多是由两个原因引起的，一个是因为皮肤属于油性皮肤，皮脂腺过于发达，皮脂分泌过旺。另一个原因是体内激素分泌失衡，使皮肤长痘。这个原因在青春期的时候比较常见。

预防"痘痘"最重要、最根本的是避免情绪焦虑和紧张，保持乐观、愉快的心情，睡眠要充足，保持皮肤清洁，多喝白开水，多吃富含维生素和膳食纤维的蔬菜和水果，少吃甜食，少吃油腻和有刺激性的食物。健康的饮食行为是预防治疗痘痘的基础。

1. 少吃高脂高糖类食物。

高能量食物会使机体新陈代谢旺盛，皮脂腺分泌增多，从而使痤疮连续不断地出现。因此，要少吃或不吃奶油、肥肉、内脏、巧克力、冰淇淋等食物。

2. 少吃海产品。

海产品常可引起过敏而导致痘痘加重，常使皮脂腺的慢性炎症扩大而难以祛除。

3. 少吃辛辣刺激性食物。

这类食品能刺激皮脂分泌，加重青春痘。

4. 忌服补品。

有些家长生怕发育期的孩子营养不够，于是拼命地进补，实际上这是一种错误的想法。因为补药易诱发痤疮。

5. 常吃富含维生素A的食物。

维生素A能促进上皮细胞的增生，可调解皮肤汗腺，消除粉刺。含维生素A丰富的食物有金针菜，韭菜、胡萝卜、菠菜、牛奶、动物肝脏等。

6. 多吃些富含维生素B_2丰富的食物。

维生素B_2能保持人体激素平衡，对皮肤有保护作用。含维生素B_2丰富的食物有动物肝脏、奶类、蛋类和绿色蔬菜等。

7. 多吃含维生素B_6的食物。

含维生素B_6丰富的食物有动物肝脏、肾、蛋黄、奶类、干酵母、谷麦胚芽、鱼类和蔬菜等。

不仅要做到合理膳食，平时还要做到作息规律、平心静气，这样才能预防"痘痘"，让你的青春美丽起来

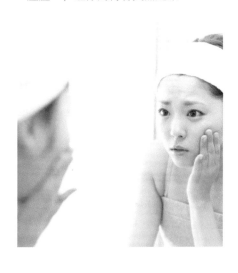

健康的女人才美丽

爱美之心，人皆有之，对"美"的追求，更是女生们的目标。美，在不同的年代有不同的形式，像林妹妹的柔弱之美，杨玉环的富态之美，以及赵飞燕的骨感之美。但这些美说的都是外在的，而美丽的根本还在健康。

如何才能获得健康的美丽呢？女性朋友要注意以下几个方面：

蔬果天天，早餐保证，三餐不乱

蔬果含的水分多，能量低，还含有丰富的维生素和矿物质，顿顿蔬菜、天天水果，既可以控制过多能量的摄入，又可以促进美丽。

很多女生都有吃零食的习惯。零食的营养远不如正餐全面，而能量却相对较高，因此应尽量少吃零食，更不能以零食代替正餐。很多女生嚷嚷着减肥，虽然正餐严格控制，但零食却没少吃，这样体重是减不下来的。相反，少吃零食，正餐科学搭配营养，这样才能控制好体重。另外就是早餐，现在很多女生早上起来匆匆忙忙的上班，也来不及吃早餐，时间久了，营养摄入不足，脸色也会变得苍白。每天吃早餐不仅是健康的保证，而且是学习、工作高效的基础。

白水常伴，牛奶不断，饮料远离

俗话说，"女人是水做的"，足量的饮水是维护女性健康的基本条件，水分充足，才能容光焕发、光彩照人。建议每天喝水1500毫升（7～8杯）。在高

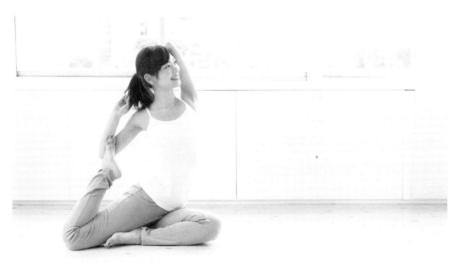

女人要保持情绪平和，多做运动，身体健康，气色自然红润。

温或强体力劳动的条件下，应适当增加"。每天要喝7~8杯水，才能满足身体的需求。

除了水，牛奶也是健康的饮品。牛奶营养全面，含丰富的钙质，有利于骨骼健康，天天一杯奶，是保持美和健康的秘诀，还可预防骨质疏松。如果怕体重超重，可以选低脂奶或脱脂奶。

饮料要尽可能少喝或不喝，饮料（特别是含糖饮料）中含有不少的能量，营养价值低，最好远离。再就是酒。过量饮酒危害健康，特别是在社交场合的拼酒，对女性健康危害很大。因此，为了健康美丽的容颜，应远离酒精。

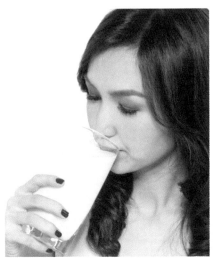

经常喝牛奶，可预防骨质疏松。

离开键盘，沐浴阳光，常走一族

电子设备充斥我们的生活，我们的双手每天离不开电脑键盘、手机键盘、ipad键盘，长此以往，不仅会损伤视力、关节、颈椎等，还不能消耗能量，造成脂肪堆积。应离开键盘，适量运动。

我国的女性以白为美，普遍怕晒黑，好不容易透过雾霾的阳光也被雨伞、帽子遮挡。这样经常捂着、挡着，不沐浴阳光，极易造成维生素D的缺乏，影响骨骼健康，增加患慢性疾病的风险。因此，要经常沐浴阳光，适量补充维生素D，降低骨质疏松发生的危险。

心情舒畅，睡眠充足，容颜漂亮

保持良好的心态，不仅可以提高身体免疫力，还可以促进体内新陈代谢，维持体内正常激素水平，减少各类疾病的发生。

经常晚睡、熬夜，会睡眠不足，出现黑眼圈、精神衰弱、失眠，危害健康。因此，保证充足的睡眠也是美丽的重要保障。一般来说，晚上11点之前要保证入睡，每天睡眠保证8小时，才能做个"睡"美人！

男性健康日，关注男性营养

男性是一个家庭的主要生产力，是家庭的"顶梁柱"，所以承受的压力也大，健康在不知不觉中受到侵害。然而，很多男性对自己的健康并不重视。因此，世界卫生组织决定将每年的10月28日定为"世界男性健康日"，号召世界各国加大对男性健康的宣传力度，呼吁整个社会再多一点对男性健康的关注、每个家庭再多一点对男性健康的关爱。

营养是健康的基础，因此，关注男性健康首先要从合理膳食、均衡营养做起。就日常饮食而言，在营养摄取上应以谷类为主，饮食尽可能多样化，每天多吃蔬菜和水果，常吃豆类及乳制品，以及适量的鱼、蛋和瘦肉，这是必须遵循的基本饮食原则。

食物多样化：不吃或少吃甜食，每天吃富含膳食纤维、维生素和矿物质的蔬菜水果。水果中含有丰富的膳食纤维，能促进肠道蠕动，防治便秘，预防肠癌；水果中还含有较多的果胶，这种可溶性膳食纤维有降低胆固醇的作用，有利于预防动脉粥样硬化，还能促进肠道中有害物质的排出。水果中还含有黄酮类、芳香物质等植物化学成分，它们具有特殊的生物活性，有益于机体健康。

要适当吃一些肉类。鸡、鸭、鱼肉等动物性食物能提供优质的蛋白质，从而增强机体的免疫力。奶类制品富含钙

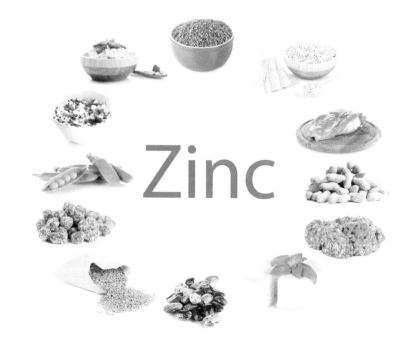

质，有益于骨骼健康，应经常饮用。海产品也是不可缺少的。海产品中含有丰富的锌，有益于男性性功能的健康。

清淡饮食，低脂少盐：要以植物性食物为主。脂肪量过多会引起肥胖，增加患动脉粥样硬化、结肠癌、前列腺癌的危险。饮食要清淡，盐摄入过多会增加患高血压症的危险。切记：胖不是福，腰粗不是风度，而恰恰是疾病的表现。膳食不要太油腻，不要太咸，不要摄食过多的动物性食物和油炸、烟熏、腌制食物。

常吃坚果：坚果营养丰富，除富含蛋白质和脂肪外，还含有大量的维生素E、叶酸、镁、钾、铜、单不饱和脂肪酸和多不饱和脂肪酸及较多的膳食纤维，对健康有益。每周吃少量花生、核桃、松子等坚果有助于心脏的健康。

饮酒适量：经常过量喝酒，会使食欲下降，食物摄入量减少，引起多种营养素缺乏、急慢性酒精中毒、酒精性脂肪肝等疾病，严重时还会造成酒精性肝硬化。过量饮酒还会增加患高血压、中风等疾病的危险，并可导致事故及暴力的增加，对个人健康和社会安定都有害。少喝酒，以免对身体健康产生危害。

足量饮水：成年人身体的60%～65%是水分，肝、大脑、皮肤含70%的水，骨骼含水45%，血液含水80%。水的作用就是润滑，关节润滑剂、唾液、消化道分泌的胃肠黏液、呼吸系统气道内的黏液、泌尿生殖道黏液等的生成都离不开水。喝水时间应分配在一天中的任何时刻，原则是少量多次，每次200毫升左右。

坚持锻炼：运动不仅有助于保持健康体重，增加男性的风采和魅力，还能够降低患高血压、中风、冠心病、Ⅱ型糖尿病、结肠癌、乳腺癌和骨质疏松等慢性疾病的风险；同时还有助于调节心理平衡，有效消除压力，缓解抑郁和焦虑等症状，改善睡眠。建议每天至少步行6000步。

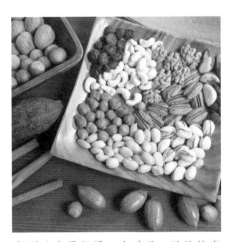

每周吃少量坚果，有助于心脏的健康。

小食谱
大健康

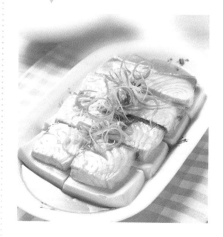

鳕鱼蒸豆腐

食材

鳕鱼200克，嫩豆腐100克，葱丝、姜丝各10克，米酒、豆豉各1大匙。

制作

① 嫩豆腐切片备用。米酒、豆豉混合成调味料。

② 取盘，依序放上豆腐片、鳕鱼、葱丝和姜丝，淋上调味料。

③ 将其包裹保鲜膜后，放入蒸锅中，蒸约10分钟即可。

营养解说

鳕鱼含丰富的蛋白质、维生素A、维生素D、钙、镁、硒等营养素，对心血管有很好的保护作用，经常食用有利于预防心血管疾病。

首乌炖猪肝

食材

猪肝200克，红枣10颗，何首乌50克，姜2片，凉开水700毫升，盐1小匙，米酒1大匙。

制作

① 将何首乌放入锅中，加水熬15分钟成汁。

② 猪肝洗净、切薄片，放入沸水中氽烫，捞出沥干。

③ 汁煮开，加入猪肝片、红枣、姜片、盐、米酒沸，再转小火至猪肝熟透即可。

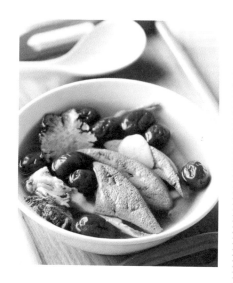

营养解说

红枣能健脾胃；猪肝富含维生素A、维生素B_2，以及丰富的铁质，是补肝、明目的绝佳选择。

父亲节，给老爸的营养提醒

父亲节大约起源于20世纪初。每个国家的父亲节日期都不尽相同，也有各种各样的庆祝方式，世界上有52个国家和地区是在每年6月的第三个星期日庆祝父亲节。

如今，大部分年轻人都远离家乡，在外拼搏。父亲节能陪在父亲身边，唠唠嗑、吃个饭的特别少。大部分年轻人只能通过电话向远在家乡的父亲表示问候和感激。除了表达感谢，建议大家多给父亲一些健康方面的提醒。

初为人父

初为人父的年轻男士，除了工作压力大外，还要带孩子，因此要注意劳逸结合，保证充足的睡眠。食物要多样，不吸烟，少喝酒，还应该经常锻炼，以保持旺盛的精力。

中年父亲

人到中年，压力山大。一方面，要保持良好的心态，积极应对、化解来自工作、家庭、育儿等方方面面的压力。每天锻炼是缓解压力的一个积极的方法。约上同事、家人，打球、散步、郊游等，即可锻炼身体，又可促进交流、增加感情。另一方面，要和家人一起，共同建立健康的生活方式，自己做到不吸烟、少喝酒，不仅有益于自己的健康，还通过言传身教，给孩子做出榜样。工作压力比较大、经常熬夜的人，

平时要注意经常选用牛奶、鱼、肝等食物，以保持精神旺盛、增加体能。

老年父亲

安排好离退休后的生活，建立新的朋友圈，尽快适应退休后的生活。随着年龄的增加，老年人器官功能逐渐衰退，容易发生代谢紊乱，营养缺乏病和慢性非传染性疾病的危险性增加。合理饮食是身体健康的物质基础，对改善老年人的营养状况、增强抵抗力、预防疾病、延年益寿、提高生活质量具有重要作用。

老年人消化系统的功能有不同程度的减退，咀嚼功能和胃肠蠕动减弱，消化液分泌减少，患便秘、高血压、血脂异常、心脏病、糖尿病等疾病的危险性增加。因此，饮食要粗细搭配，食物的烹制要松、软些，以利于消化吸收。平时要合理安排好饮食，保持健康的进食心态和愉快的进食过程，对减少疾病，延缓衰老，提高生活质量都是有好处的。

老年人还要适当多做些户外活动，在增加身体活动量、维持健康体重的同时，还要接受充足的阳光照射，以促进体内维生素D的合成，以预防或推迟骨质疏松症的发生。

父爱如山，父亲在我们的成长中扮演着不可或缺的角色。让我们多给父亲一些关爱，也祝愿所有的父亲身体健康，幸福平安。

九九重阳，关注老年人健康

每年农历的九月初九，是重阳节。重阳节已有2000多年的历史，在三国时代就有关于"重阳节"的记载；从魏晋时期开始，重阳节有赏菊、饮酒的习俗。重阳节被正式定为一个节日是在唐朝，这天要举办各种各样的庆祝活动，包括登高赏景看花、吃重阳糕、饮菊花酒等。这些风俗习惯到了明代、清代依旧延续下来。

为了倡导尊老、敬老、爱老、助老，1989年我国政府将每年农历的九月初九这一天定为"老人节"。2012年12月28日，全国人大常委会通过新修改的《老年人权益保障法》，其中明确规定，每年农历九月初九为"老年节"，充分体现了国家和政府对老年人的关心。膳食营养是健康的基础，下面我们说说老年人应该注意的膳食营养。

1. 食物多样、粗细搭配。

老年人消化系统的功能有所减退，咀嚼能力减弱，消化液分泌和胃肠蠕动减少，容易发生便秘。一些老年人患高血压、血脂异常、心脏病及糖尿病等疾病的危险性增加。因此，老年人的饮食应遵循"均衡营养，促进健康，预防疾病"的原则。食物的选择要多样、粗细搭配，松软易于消化吸收。粗粮中含有丰富B族维生素、膳食纤维、钾、钙、植

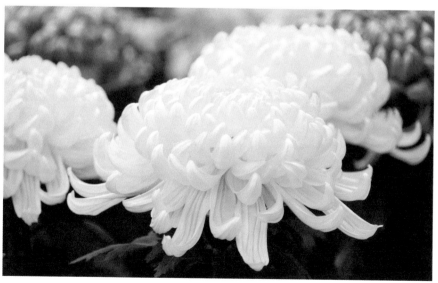

重阳节在农历九月初九，民间有登高的风俗，所以重阳节又称"登高节"。

物化学物质等。经常吃些粗粮、蔬菜水果，可以保证膳食纤维的摄入，防止便秘的发生，预防疾病。

2. 合理安排，快乐就餐。

家庭和社会应从各方面保证老年人的饮食质量、进餐环境和进食情绪。不仅要得到品种口味多样的食物，保证各种营养素的充足摄入，还应该营造轻松、快乐的就餐环境。使老人保持健康的进食心态和愉快的就餐过程，以促进老年人身心健康，提高生活质量。

3. 预防营养不良和贫血。

由于生理、心理和社会经济情况的改变，如牙齿缺失、口腔问题和情绪不佳，会导致食欲减退、进食量减少，老年人容易出现营养不良或贫血等营养缺乏或不足。营养不良时机体的抗病能力下降。因此，老年人要重视预防营养不良与贫血。老年人并不是越瘦越健康，应该维持健康体重。经常吃些含铁丰富的食物，如肝、血豆腐等。

4. 经常锻炼，预防运动损伤。

体重超重或肥胖的老年人得高血压、高血脂及糖尿病等疾病的危险增加，应适当多做户外活动，接受阳光的照射，有利于体内维生素D合成，预防或推迟骨质疏松症的发生。进行活动时，要量力而行、保护好关节、预防运动损伤。

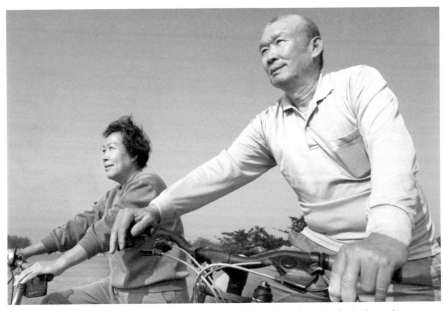

骑自行车、打太极、散步、慢跑等都是比较适合老人的运动。

小食谱
大健康

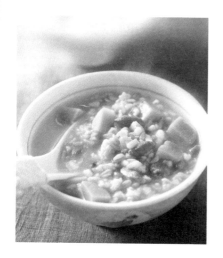

南瓜麦仁粥

食材

南瓜50克（去皮切块），麦仁100克，枸杞子10克，凉开水750毫升。

制作

① 麦仁洗净泡水6个小时；枸杞子洗净沥干备用。

② 取锅加凉开水煮沸，放入南瓜块和麦仁，以小火至麦仁熟软。

③ 熄火前10分钟，将枸杞子放入锅中软即可。

营养解说

南瓜含有胡萝卜素和矿物质等，还有健脾的功效；枸杞可以补肾，这款粥十分适合老年人食用。

枸杞子小米粥

食材

小米30克，糯米50克，枸杞子20克，清水500毫升。

制作

① 枸杞子洗净；小米、糯米洗净，泡水6个小时后沥干备用。

② 取锅加清水煮沸，放入小米、糯米，以小火炖至熟软。

③ 放入枸杞子炖至软即可。

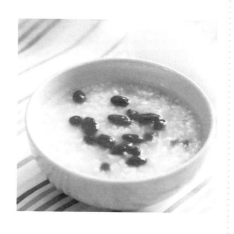

营养解说

小米富含维生素B_1、维生素B_{12}，能帮助消化、促进食欲，十分适合老年人食用。

战高温，膳食巧安排

高温情况下，胃肠道的蠕动减弱，唾液、胃液等消化液分泌减少，胃液酸度降低，消化功能减退，会出现厌食、食欲减退等症状。另外，机体代谢率增加，大量出汗，钠、钾、钙、镁等矿物质丢失较多，使机体对蛋白质、钠、钾、钙、镁、铁、维生素C、硫胺素、核黄素、维生素A和水等的需要量增加。

为保障高温环境下的营养需要，要注意以下几点：

1. 保证优质蛋白质的摄入。

膳食中蛋白质提供的能量应占总能量的12%左右，其中优质蛋白质应占一半以上。含优质蛋白质丰富的食物包括瘦肉、鱼、蛋、牛奶、大豆及豆制品等。

2. 食用含钾、钙、镁、铁等丰富的食物。

钠普遍存在于各种食物中，钠的主要来源是食盐、酱油、味精、咸菜、腌肉、豆腐乳等，不用刻意增加。缺钾是引起中暑的原因之一，含钾丰富的食物有蔬菜、水果和豆类等。绿色蔬菜、坚果、粗粮含有丰富的镁。奶及奶制品含有丰富的钙。动物肝脏、瘦肉、动物血是铁的良好来源，并且吸收利用好。动物性食物含锌丰富，且吸收率高，如牡蛎、瘦肉、动物内脏等。

3. 及时补充水分。

不等口渴才喝水，要定时喝水，少量多次。可选用白开水、茶水、柠檬水、绿豆汤等。如果出汗较多，可选择一些运动功能性饮料，也可以每餐做点菜汤、鱼汤或鸡汤等。

4. 及时补充维生素。

含维生素B_1较多的食物有花生、瘦猪肉、豆类、小麦粉、小米等；含维生素B_2和维生素A较多的食物有动物肝脏、蛋类以及奶类等；含维生素C和胡萝卜素较多的食物为各种新鲜的水果和绿叶蔬菜。

5. 精心烹调，促进食欲。

清淡为主，多用蒸煮炖，少用煎炸的方式进行烹调。使用葱、姜、蒜、食醋等调味品，既可促进食欲又可促进消化。多吃蔬菜水果，注意不同品种、不同颜色间的搭配，尽可能做到多样化。

6. 注意饮食卫生。

在夏季高温、高湿环境中，各种致病微生物繁殖加速，食物易腐败变质，在食物的购买、加工和储存等各环节都要注意。不去卫生条件差的路边摊点、大排档等就餐。

炎热天气，户外不宜多运动

《哈利·波特》中扮演狼人首领的英国演员大卫·勒格诺在远足途中去世，他的死可能和炎热的天气有关。不久又有媒体报导某集团46岁的董事长，冒着32℃高温进行户外运动，与家人失联。几小时后，一身运动装的他被发现昏倒在路边，送医院后抢救无效死亡。事后，他的死因被诊断为"热射病"（重度中暑）。

"热射病"属于重症中暑，是一种致命性疾病，病死率高。发生中暑的原因，主要是在持续高温、高湿的环境下，人体体温调节功能失调，汗液无法正常排出，体内热量过度积蓄，高热持续不退，或长时间昏迷，严重的会导致器官功能衰竭，引起死亡。

容易受到中暑危害的高危人群主要包括交警、运动员、环卫工人、建筑工人、农民、渔民等在户外长时间工作的人群，另外还有，年老体弱，高血压等慢性病者、儿童和孕妇等。

运动有益健康，这是不争的事实。但是过犹不及，运动也要把握好度。特别是在高温、高湿的环境下，有几点需要特别注意：

1. 避免在高温、高湿的气候下长时间工作、运动或在外活动。

2. 在炎热的夏季进行运动，选择晚上或气温不太高的情况下进行。

3. 注意及时喝水，不要口渴了再喝。

4. 在高温环境中运动应循序渐进、运动量不宜太大；如果出现头晕、恶心等症状，应马上休息、降温。如果没有好转，应立即送医院诊治。

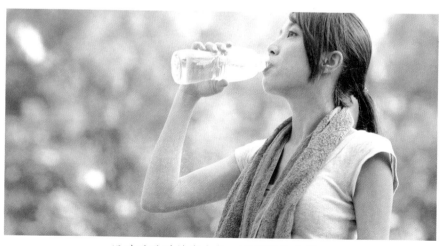

运动后及时补充水分，可以预防中暑。

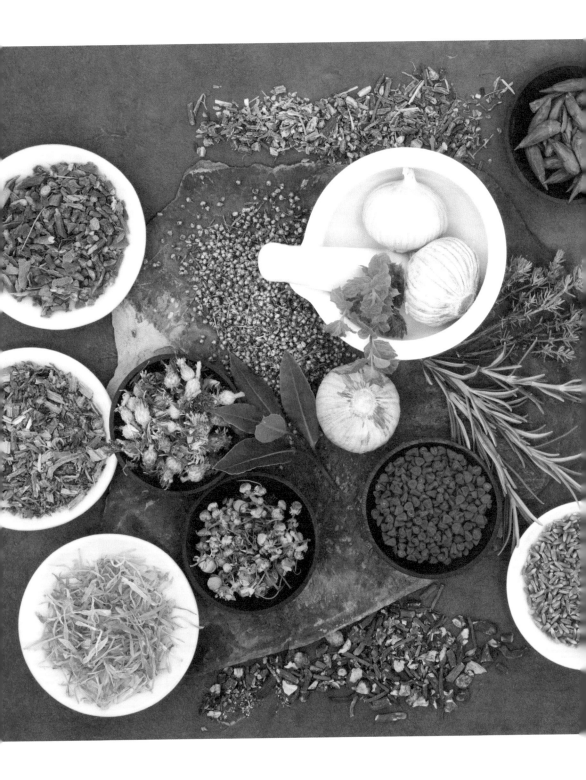

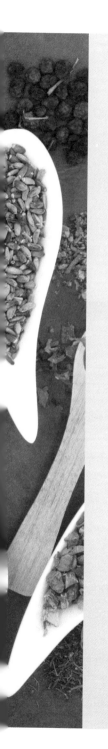

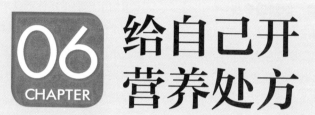

给自己开营养处方

有助防病的膳食营养

合理营养也能防病，道理其实很简单，因为营养是健康的物质基础。

维持生命和健康需要40多种营养素，这些营养素来自于一日三餐的膳食中。合理膳食、均衡营养可以增加免疫力，预防疾病的发生、发展。在疾病的治疗和康复中，合理膳食也至关重要。

糖尿病ABC

关于糖尿病，你知道多少

提起糖尿病，不少人都知道，可能自己的同事、朋友中就有得糖尿病的。以前，大多数糖尿病患者都是老年人，而现在的糖尿病患者大多是在35岁至60岁之间的中年人，甚至青年人。糖尿病包括以下几种类型：

1. Ⅰ型糖尿病，也叫胰岛素依赖型，青少年或儿童期发病型糖尿病。它的特点是缺乏胰岛素分泌能力，需要每天注射胰岛素。Ⅰ型糖尿病的症状包括多尿、口渴、经常感到饿、体重减轻、视力减退和疲乏，这些症状可突然出现。我们现在还不清楚Ⅰ型糖尿病的病因，也很难预防它的发生。

2. Ⅱ型糖尿病，也称为非胰岛素依赖或成人发病型糖尿病。是由于人体无法有效利用胰岛素造成。糖尿病患者中有90%的属于Ⅱ型糖尿病，主要是由于体重超重和缺乏身体活动所致。症状可能与Ⅰ型糖尿病相似，但往往症状不明显。所以，经常会在发病多年之后才诊断出来，这时候已经出现并发症。这类糖尿病绝大多数发生在成人，但现在也在儿童中发现。

还有一种糖尿病叫做妊娠期糖尿病，症状和Ⅱ型糖尿病差不多，通常都是通过产前筛查诊断出来的。

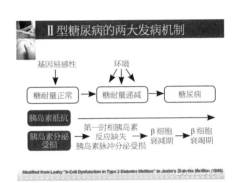

中间型糖尿病：空腹血糖受损（IFG）、糖耐量受损（IGT），被视为同一疾病过程的不同发展阶段，在较早阶段施以治疗可防止病程向后期发展，可以通过合理膳食、经常运动和健康生活方式管理。并不是所有糖耐量受损的病人都会出现空腹血糖受损，因此它被视为单独一类。此外，两种情况带来的后果也略有不同。空腹血糖受损（IFG）是空腹血液（或者血浆）葡萄糖浓度高于正常的一种情况，但低于糖尿病诊断

I型糖尿病：胰岛素不足

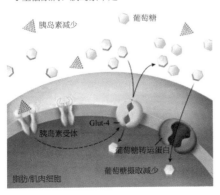

临界值。糖耐量受损（IGT）属于口服75克葡萄糖后的2小时血液（或者血浆）葡萄糖浓度高于正常的一种情况，但低于糖尿病诊断临界值。病人通常没有症状，由于应病人要求作出检测或者由于病人被列入高危之列而获得诊断。

高血糖在短期内可引起易渴、多尿、易饿及体重减轻等方面的问题。但在较长时间内，可引起眼睛（导致失明）、肾脏（导致肾衰竭）及神经(导致阳痿和足部疾患/可能出现截肢)损伤。此外，还会增加心脏疾病、中风及腿部血流不畅的风险。心血管病造成的死亡占糖尿病患者死亡数的50％～80％。

调查研究发现，得糖尿病的危险因素包括：

1. 糖尿病家族史。家里祖父母、父母辈里有得糖尿病的。

2. 肥胖。体重超重、肥胖增加得Ⅱ型糖尿病的危险。

3. 身体活动不足。身体活动不足增加糖尿病发病的危险，活动少的人与经常活动的人相比，Ⅱ型糖尿病的危险差2～6倍。

4. 年龄越大越容易得Ⅱ型糖尿病。

5. 生命早期的营养状况。妊娠期糖尿病或IGT可引起胎儿发育异常（巨大儿），其后代的糖尿病发病率明显升高。

6. 不健康的生活方式会增加得Ⅱ型糖尿病的危险。

因此，预防糖尿病的发生，关键还是要从健康的行为和生活方式做起。管住嘴、迈开腿是关键。

Ⅱ型糖尿病风险测试

下面是一份评估得Ⅱ型糖尿病风险的问卷，根据实际情况选择答案，记下相应得分，然后相加，得出总分。如得分过高，就需提高警惕，早日预防。

备注：

<7分：10年内得2型糖尿病可能性较低，仅有1%。

7～11分：10年内得2型糖尿病的可能性轻度升高，为4%。

12～14分：10年内得2型糖尿病的可能性中度升高，为17%。

15～20分：10年内得2型糖尿病的可能性较高，为33%。

＞20分：10年内得2型糖尿病的可能性非常高，为50%。

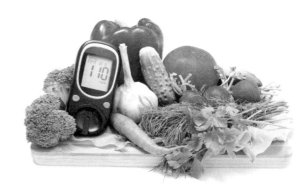

Ⅱ型糖尿病风险问卷

自身状况		得分
1. 年龄		
(1) < 45岁		0分
(2) 45 ~ 54岁		2分
(3) 55 ~ 64岁		3分
(4) > 64岁		4分
2. 体质指数（计算方法：体重/身高X身高）		
(1) < 24千克/米²		0分
(2) 24 ~ 28千克/米²		1分
(3) > 28千克/米²		3分
3. 腰围		
男	女	
(1) <85厘米	<80厘米	0分
(2) 85 ~ 95厘米	80 ~ 90厘米	3分
(3) >95厘米	>90厘米	4分
4. 每天锻炼30分钟以上		
(1) 是		0分
(2) 不		2分
5. 每天吃水果		
(1) 是		0分
(2) 否		1分
6. 每天吃蔬菜		
(1) 是		0分
(2) 否		1分
7. 长期服用过降血压药		
(1) 否		0分
(2) 是		2分
8. 血糖高（体检、患病或是怀孕期间查出）		
(1) 否		0分
(2) 是		5分
9. 直系或旁系亲属中有人被确诊为糖尿病		
(1) 否		0分
(2) 爷爷、奶奶、姥爷、姥姥、姑、姨、叔、舅、表\堂兄妹（或子女）		3分
(3) 有，父母、兄妹、子女		5分

血糖偏高的人选择食物要看GI

除了少食多餐以外，食物的选择也很重要，由于食物进入胃肠道后消化速度不同，吸收程度也不一致，葡萄糖进入血液速度有快有慢，数量有多有少，因此，专家提出用"食物血糖生成指数"（GI）的概念来衡量某种食物或组成对血糖浓度影响的程度。

一般来说，食物血糖生成指数大于70为高GI食物，小于55为低GI食物，55～70为中GI食物。豆类、乳类、蔬菜是低GI食物，而馒头、米饭是高GI食物。谷类、薯类、水果的品种和加工方式不同，特别是其中膳食纤维的含量发生变化，其GI也会不同。患有糖尿病、肥胖或者代谢综合征的朋友可以根据食物血糖生成指数来合理选择适合自己的食物。

不过需要注意的是，低GI食物可以控制血糖，但如果我们的膳食中全部食用低GI的食物，由于其中的膳食纤维多，会影响其他营养素的吸收，造成营养的不足。正确的方式是，在膳食宝塔结构的基础上，适量多选取低GI食物。总的原则，仍然是"食物多样、均衡膳食、合理营养"。

常见食物的血糖生成指数

食物名称	GI	食物名称	GI	食物名称	GI
馒头	88	玉米粉	68	扁豆	38
白面包	88	土豆（煮）	66	梨	36
大米饭	83	大麦粉	66	苹果	36
面条	82	菠萝	66	苕粉	35
烙饼	80	荞麦面条	59	藕粉	33
玉米片	79	荞麦	54	鲜桃	28
熟甘薯（红）	77	甘薯（生）	54	牛奶	28
南瓜	75	香蕉	52	绿豆	27
油条	75	猕猴桃	52	四季豆	27
西瓜	72	山药	51	柚子	25
梳打饼干	72	酸奶	48	大豆（浸泡，煮）	18
小米（煮）	71	柑橘	43	花生	14
胡萝卜	71	葡萄	43		

**小食谱
大健康**

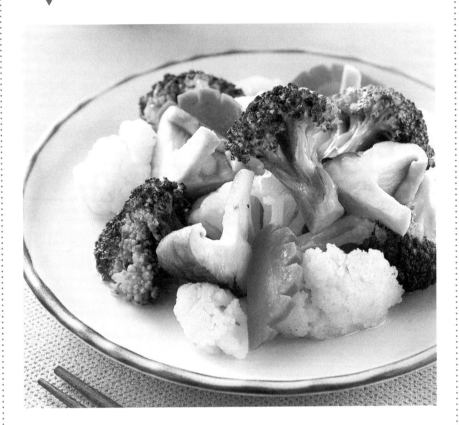

花椰菜炒香菇

食材

鲜香菇35克、菜花35克、西蓝花35克、胡萝卜15克、油1小匙、水200毫升、盐
1/2小匙。

制作

① 菜花、西蓝花洗净切小朵，汆烫备用；鲜香菇、胡萝卜切斜薄片，汆烫备用。

② 热锅，放入油，加入香菇片、胡萝卜片炒到八分熟，再放入菜花和西蓝花拌炒。

③ 锅中加水拌炒至水分收干，最后加盐调味，拌炒均匀即可。

营养解说

西蓝花和菜花中都含有丰富的维生素C、矿物质和膳食纤维，经常食用有益
于心血管健康，预防癌症。

会吃，心才好

心血管疾病，是严重威胁人类健康，特别是50岁以上中老年人的常见病。心血管病具有发病率高、致残率高和死亡率高等特点。心血管疾病可以分为急性和慢性两种，一般都是与动脉硬化有关。要预防心血管疾病的发生和恶化，还得从"会吃"做起。

顿顿蔬菜，天天水果

我国居民膳食的特点是以植物性食物为主，这样的膳食可以避免欧美等发达国家高能量、高脂肪和低膳食纤维膳食模式的缺陷，对预防心脑血管疾病、糖尿病和癌症有益。芝麻、山药、银杏、豆腐皮和葵花子等富含精氨酸，精氨酸，有助调节血管张力、抑制血小板聚集，血管舒张因子氧化的合成、减少血管损伤的作用，建议经常食用。几乎所有植物性食物都含有黄酮类化合物，黄酮类化合物具有抗氧化、抗过敏、消炎等作用，有利于高血压等慢性病的预防。

经常摄取蔬菜、水果和薯类食物，对保持身体健康，保持肠道正常功能，提高免疫力，降低患肥胖、糖尿病、高血压等慢性疾病风险具有重要作用。

动物性食物包括鱼、禽、蛋和瘦肉等，提供优质蛋白质、脂类、脂溶性维生素、B族维生素和矿物质。但动物性食物一般都含有一定量的饱和脂肪，摄入过多可能会增加患心血管病的危险。鱼类脂肪含量一般较低，且含有较多的不饱和脂肪酸，对预防血脂异常和心脑血管病等有一定作用。

有研究表明，膳食胆固醇升高血清胆固醇的作用与饱和脂肪酸摄入量有密切关系。肥肉、猪脑、羊脑、动物内脏、蟹黄、鱼籽、墨斗鱼中的胆固醇含量较高。建议每人每天摄入的膳食胆固醇量不超过300毫克。一个鸡蛋中胆固醇的含量约为200毫克。

烹调油的选择和食用也会影响到健康。动物油含脂肪90%左右，还含有胆固醇。植物油一般含脂肪99%以上，不含胆固醇。由于动物性油脂和植物性油脂中所含脂肪酸的种类不同，对健康的影响也不同，总体上动物脂肪中饱和脂肪酸含量高，应少吃。

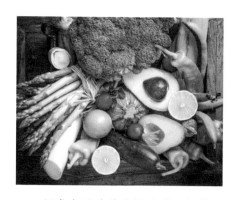

经常食用蔬菜水果有利于保护肠道健康，降低患慢性病的几率。

减盐

高血压是动脉粥样硬化的重要危险因素，长期高血压会加快动脉硬化过程，引发心脑血管疾病。将血压控制在一个比较理想的范围内，是预防心脑血管疾病的重中之重。

高盐饮食是国际上公认的高血压的危险因素。近年来，我国居民高血压的患病率平均每年增加300万人，食盐吃的过多，是其中的一个重要因素。《中国居民膳食参考摄入量》建议的盐的消费量是5克。我国城乡居民盐的摄入量都超过了实际需要，平均每人每天食盐的消费量在11克左右，80%以上居民食盐的消费量都超过建议的量。

控制食盐的摄入量对于血压正常的人或高血压患者能起到积极的作用，前者能够降低血压，进而达到预防高血压的目的，对后者来说可以辅助药物降压，有效控制血压升高。

控酒

经常无节制地大量饮酒，会使食欲下降，食物摄入量减少，从而发生多种营养素缺乏、急慢性酒精中毒、酒精性脂肪肝，严重时还会造成酒精性肝硬化。过量饮酒还会增加患高血压、中风、某些癌症和骨质疏松症等疾病的危险。

《中国居民膳食指南》中建议，成年男性一天饮用的酒精量不宜超过25克，成年女性一天饮用的酒精量不超过15克。孕妇和儿童少年应禁止喝酒。

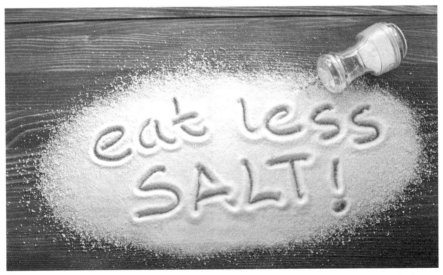

《中国居民膳食参考摄入量》建议，每人每日食盐的摄入量以不超过5克为宜。

小食谱
大健康

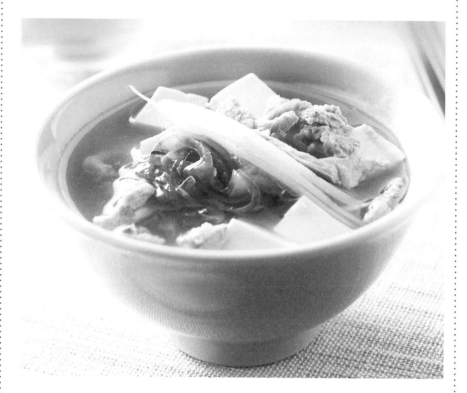

木耳豆腐羹

食材

黑木耳丝、猪肉条各50克，葱花、姜丝各10克，豆腐丁100克，高汤500毫升。

调料

橄榄油2小匙，盐、白醋各1小匙，油适量。

制作

❶ 热锅放橄榄油，爆姜丝，依序放入猪肉条、黑木耳丝拌炒。

❷ 接着放入高汤、豆腐丁煮沸，转小火继续煮15分钟。

❸ 最后加入其余调味料和葱花略煮即可。

营养解说

黑木耳中铁的含量丰富，还富含维生素K，能减少血液凝块，预防血栓等症的发生。

**小食谱
大健康**

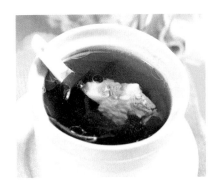

海带排骨汤

食材

排骨180克，海带若干，盐适量。

制作

❶ 将排骨斩成小块；海带泡发后打结。

❷ 将所有原材料放入盅内，蒸两个小时，放入调味料调味即可。

营养解说

排骨含蛋白质、脂肪、维生素和矿物质，海带中含有丰富的碘。

牡蛎豆腐

食材

牡蛎100克，豆腐150克，葱花、姜丝、蒜末各10克，清水100毫升，红薯粉适量。

调料

橄榄油、豆豉、米酒各1大匙，盐1/2小匙。

制作

❶ 牡蛎洗净，蘸裹红薯粉备用。

❷ 豆腐切块，放入沸水中汆烫后取出，用同一锅放入牡蛎，汆烫后取出。

❸ 热锅放油，爆姜丝、蒜末，放入剩余调味料和水煮沸，加入豆腐、牡蛎再次煮沸，转小火再煮3分钟，起锅前撒上葱花即可。

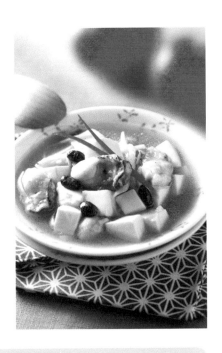

营养解说

牡蛎中含丰富的锌等微量元素，豆腐中含有丰富的蛋白质和钙。

美丽健康，从"齿"开始

牙齿是我们身体不可缺少的一部分，牙齿的好坏直接影响到每个人的健康。俗话说："民以食为天、食以齿为先，"养成健康的饮食行为对维护口腔健康非常重要，所以我们要努力保护好牙齿,不要让细菌侵害。为了保持牙齿的健康，需均衡饮食。

均衡饮食包括食物多样，以谷类食物为主，注意粗细粮搭配等。下面介绍几种有益牙齿健康的食物。

乳酪。乳酪中含有丰富的钙，经常食用有助于强化及重建珐琅质，使牙齿更为坚固。由于乳酪中含有不少的能量，因此，体重超重及肥胖者要注意把握吃的量。

芹菜。含有丰富的膳食纤维，生吃可以增强牙齿的咀嚼能力，清洁牙齿并刺激唾液的分泌，达到自然的益齿效果。

香菇。香菇中所含的香菇多醣体，可以抑制口腔中的细菌形成牙菌斑。菇类带有独特的风味且能量低，不论煮汤、清炒或凉拌都很可口。每周吃2~3次各种菇类，是简单有效的健齿方法。

水。足量喝水能让牙龈保持湿润，刺激分泌唾液。吃完东西后喝水，顺便带走残留在口腔中的食物残渣，不让细菌得到养分，借机作怪而损害牙齿。

洋葱。以新鲜的生洋葱效果最好。洋葱里的硫化合物是强有力的抗菌成分，能杀死多种细菌，其中包括可以造成蛀牙的变形链球菌。制作生菜沙拉时，可以剥几片新鲜洋葱加进去；或者在汉堡、三明治里，夹上一些生洋葱丝。建议每天吃半颗生洋葱。

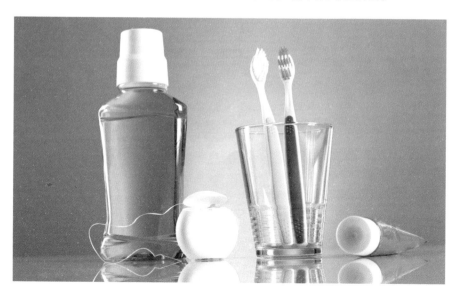

为肝脏减肥，远离脂肪肝

胡吃乱喝引来脂肪肝

以前，一说到肝病，立刻会想到肝炎。人们对肝炎的重视程度，确实很高。可是说到脂肪肝，却根本不知道到底是什么怎么回事。不过，现在却不一样了，谈到脂肪肝就和问"你吃了吗"那么随意。脂肪肝怎么就变成家长里短的话题了呢？有人将其总结为"二胡综合征"——即胡吃+胡喝。胡吃海喝却是导致脂肪肝高发的诱因之一。

有这么位朋友，10多年前将军肚就能"乘船跑马"了，那个时候大腹便便的往往都是经济条件比较好的那一拨人，所以这位朋友很不以为意，该吃吃，该喝喝。但在几年前的一次B超检查中，他被发现患有脂肪肝，医生劝他戒酒、少吃肉，多运动。刚开始确实被吓

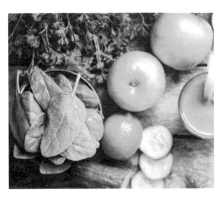

中医讲"青入肝"，多吃绿色食物有护肝的作用。

着了，依照医生的叮嘱坚持了一段时间，不过由于工作的关系，最终还是放开肚子把该吃的不该吃的，该喝的不该喝的全都放到了肚子里边。结果是可想而知的，仅仅一年时间，就被诊断患有糖尿病。不要认为这就算完了，所谓"别看现在叫得欢，当心日后拉清单"，这位朋友仅仅过了半年，又被查出肝硬化了。他自然是追悔莫及，可是世界上哪来的后悔药？

我们天天谈营养，天天讲膳食平衡，营养均衡……讲这些大家都知道的道理，可是就不愿意执行，偏偏要"以身试法"，这不能不说是健康意识太淡薄了。在这里希望大家增强健康意识，从现在开始，用健康的方式来使用我们的身体。

脂肪肝的治疗原则

首先，要去除病因，治疗原发病，如肥胖、高血脂、控制血糖水平等；其次，加强锻炼，体育运动为驱赶肝中脂肪增加动力；第三，也是最关键的，还是要纠正不健康的饮食行为。合理的饮食是最经济、安全和有效的方法，营养均衡是基本原则，只要坚持，脂肪肝会悄悄来，也会悄悄走的。

总的膳食指导原则是：根据个人体重调整膳食，控制总能量的摄入，即低

脂饮食为主（占总能量的20%）；适当限制碳水化合物，不要吃高糖的糕点、糖果、冰激凌等；适当增加蛋白质（占总能量的10%～15%）；注意补充维生素，如维生素C、B族维生素及矿物质、膳食纤维；还要戒烟、限酒。

知识小链接 不健康行为让脂肪肝走近你

一、嗜酒

90%的酒精在肝脏代谢，长期饮酒可引起肝内脂肪氧化减少、脂肪酸堆积，引发酒精性脂肪肝。

二、减重

许多人为了瘦身，多年坚持素食和节食，使营养摄入不能满足机体需要，体内缺少蛋白质和维生素，大量脂肪酸进入肝脏而引起脂肪肝。

三、熬夜

经常熬夜，肝脏得不到休息，血流量相对不足，势必加重其负担。因此，保证良好睡眠是护肝良药。

四、长期用药

皮质激素、抗结核药，或减肥药，都易导致脂肪肝。

**小食谱
大健康**

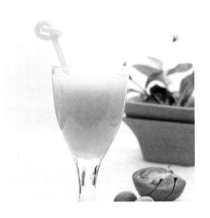

芦笋西红柿汁

食材

芦笋300克，西红柿1/2个，鲜奶200毫升，冷开水适量。

制作

❶ 将芦笋洗净、切块，放入榨汁机中榨汁；西红柿洗净、去皮，切小块备用。

❷ 将西红柿和冷开水放入榨汁机中、搅匀，加入芦笋汁、鲜奶，调匀即可。

营养解说

芦笋具有低糖、低脂肪、高膳食纤维的特点，能促进肠胃蠕动，促进排便。

菠菜猪肝汤

食材

猪肝200克，姜丝10克，菠菜100克，清水700毫升。

调料

米酒1大匙，盐1小匙，油适量。

制作

❶ 菠菜洗净切段；猪肝切薄片，汆烫后取出沥干备用。

❷ 取锅加清水煮沸，放入姜丝煮5分钟，再放入猪肝片、菠菜段、米酒煮2分钟。

❸ 熄火前加盐、油调味即可。

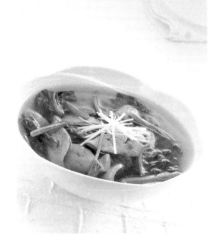

营养解说

猪肝含有丰富的铁，是造血不可缺少的原料；猪肝中富含蛋白质和微量元素，有健脑益智的作用。猪肝含有丰富的维生素A。

合理膳食，增强免疫力，抵御疾病的侵袭

在和疾病斗争的过程中，人的免疫力发挥着至关重要的作用。人体免疫力的高低受多种因素的影响，其中营养因素起着十分重要的作用，它是维持人体正常免疫功能和健康的物质基础。营养不良会导致机体免疫系统功能受损，对病原体的抵抗力下降，从而导致感染。因此，通过合理营养可以改善人体的免疫状况，增强对疾病的抵抗能力。与机体免疫功能关系密切的营养素有蛋白质、维生素A、维生素C、维生素E、铁、锌和硒等。

蛋白质是机体免疫功能的物质基础。蛋白质摄入不足会影响组织修复，使皮肤和黏膜的局部免疫力下降，排除病原菌的能力减弱，容易造成病原菌的繁殖和扩散，降低抗感染能力。随着生活条件的改善，蛋白质缺乏已经不常见，但节食、偏食的人中容易出现。动物性食物中所含的蛋白质（也包括大豆及其制品中所含的蛋白质）进入机体后，比植物性蛋白质更容易被人体所充分利用。因此，每天要适量吃一些动物性食物。

维生素A对机体免疫系统有重要的作用。维生素A缺乏可以引起呼吸、消化、泌尿、生殖上皮细胞角化变性，破坏其完整性，容易遭受细菌侵入，增加机体对呼吸道、肠道感染性疾病的易感性。富含维生素A的食物主要有动物肝脏，比如羊肝、猪肝、鸡肝等，植物性食物只能提供维生素A原类胡萝卜素，维生素A原类胡萝卜素在体内可以转换为维生素A。胡萝卜素主要存在于深绿色或红黄色的蔬菜和水果中，比如胡萝卜、菠菜、芹菜、芒果、红薯等。

维生素E可以提高机体免疫功能，提高对感染的抵抗力。维生素E的食物来源主要是植物油、植物种子的胚芽、坚果、豆类和谷类。

维生素C是人体免疫系统所必需的维生素，可以从多方面增强机体抗感染的能力，缺乏会使免疫系统功能降低。维生素C是胶原合成必不可少的辅助物质，可以提高机体组织对外来病原菌的阻挡作用。维生素C也可以促进淋巴母细胞的生成和免疫因子的产生。维生素C能促进干扰素的产生，抑制新病毒的合成，有抗病毒作用。新鲜的蔬菜、水果是维生素C的主要来源。如鲜枣、青椒、猕猴桃、菠菜、山楂、柑橘、柚子、草莓等，维生素C的含量都很高。

铁缺乏时容易引起贫血，降低抗感染能力。富含铁的食物有动物血、肝脏、大豆、黑木耳、芝麻酱等。

锌具有多种生理功能，尤其对免疫

系统的发育和正常免疫功能的维持有着不可忽视的作用。适量摄入锌可增强儿童、老年人及一些特殊病人的免疫功能，对胃肠道、呼吸道感染性疾病及寄生虫病的预防和治疗有重要作用。贝壳类海产品、红色肉类、动物内脏等是锌的良好来源。

硒是人体必需的微量元素，硒几乎存在于所有免疫细胞中，补硒可明显提高机体免疫力。近年来的研究发现低于最适量的硒摄入可损害免疫系统的发育和功能，使抗感染能力下降。已有研究表明，维生素E和硒对免疫系统的作用是彼此独立的，但同时给予维生素E和硒可对加强免疫反应起协同作用。反之，同时缺乏维生素E和硒可导致免疫反应的明显下降。动物性食物如肝、肾以及海产品是硒的良好食物来源。

在日常饮食中，应坚持饮食多样化，这样才能最大限度地摄取各类营养物质，从而获得健康。也可以有针对性地补充一些营养素，以调节营养的平衡。

营养素	食物来源
蛋白质	蛋、奶、豆类及制品、瘦肉、鱼虾类
维生素A	动物肝脏、胡萝卜、菠菜、芹菜、红薯
维生素E	植物油（玉米油、芝麻油、豆油）、菠菜、卷心菜、坚果、谷类
维生素C	鲜枣、猕猴桃、柑橘、柚子、草莓、菠菜、青椒
铁	动物血、肝脏、大豆、黑木耳、芝麻
锌	贝类海产品、红色肉类、动物内脏
硒	芝麻、动物内脏、大蒜、蘑菇、海参、金针菇、带鱼、猪羊肉

暴饮暴食，易患痛风症

吃出来的痛风

古时候的痛风，是一种帝王将相才得的一种疾病，比如法国的皇帝路易十四就有痛风。所以人们对它的关注和了解甚少。甚至连最著名的医生也不能准确的描述它。如古希腊最著名医生希伯克拉底，也曾这样来描述过痛风：太监一般不得痛风，女人要更年期以后才得痛风，年轻男子一般不患痛风，除非他荒淫无度。

然而近些年来，国人生活水平的日益提高。不合理的饮食习惯在给人们带来享受的同时，也带来痛风。研究资料显示，我国20岁以上人群中高尿酸血症患病率已经超过10%，相比较，经济发达地区和沿海地区患病率更高，且发病年龄有年轻化的趋势，预计在今后10~20年高尿酸血症将成为我国仅次于糖尿病的第二位代谢性疾病。现在，痛风和糖尿病、冠心病、高血压一起被列入了富贵病，逐渐被人们所熟悉和了解。

那么，什么是痛风呢？

痛风是嘌呤代谢紊乱所导致的一种代谢性疾病，表现为外周关节（手、脚等部位）的突发性急性炎症。正常时，体内尿酸的生成和清除保持着平衡，当嘌呤代谢失常，使过多的尿酸堆积体内产生了高尿酸血症。当高尿酸血症出现尿酸盐结晶沉积、关节炎、肾病、肾结石时称之为痛风。

知识小链接

什么是"嘌呤"？

嘌呤是组成人体蛋白质的一种重要成分，主要来源于食物或由人体合成。嘌呤分解后形成尿酸，若不及时喝大量的水，让尿酸由肾脏排到尿中，或由肠道排到便中，就会在体内积存过多，导致血液中尿酸值偏高，进而析出结晶，沉积于肾脏形成结石，若沉淀于关节周围或皮下，就会发生痛风了。

痛风是"吃"出来的疾病

中国人向来重吃，尤其在喜庆宴客、逢年过节，亲友相聚难免吃吃喝喝。有些人会在享用一顿丰盛的佳肴美酒后，回到家中正要昏昏欲睡时，脚趾的大拇指就开始一阵剧痛，扰得人几乎无法安睡。千万不要怀疑是扭伤而跑到医院去推拿，那只会让你的患部更严重，这种痛不是任何外伤或是外力所造成的伤痛，而很可能就是痛风急性发作的症状。

痛风患者要多喝白开水，少喝肉汤、鱼汤、鸡汤、火锅汤等。多饮水也是一种治疗手段，它可以稀释尿酸，加速排泄，使尿酸水平下降。饮水要饮白开水，因白开水的渗透压最有利于溶解体内各种有害物质。汤中含有大量嘌呤成分，饮后不但不能稀释尿酸，反而因肉食中核蛋白含量高，导致尿酸增高。

患者要少吃高嘌呤食物，多吃低嘌呤食物。

虽然外源性嘌呤不是痛风发病的主要原因，但吃一顿富含嘌呤的饮食，类似于往血液中注射了一剂尿酸，一下子使血尿酸浓度增高，容易诱发痛风急性发作。因此减少富含嘌呤食物的摄入，在痛风的防治上有其独特的重要性。所以高嘌呤食物无论是在急性期还是缓解期都应该视为忌口。

关于食物中嘌呤的含量，动物内脏是绝对的"嘌呤大王"，嘌呤含量极高，尤其是猪肝，达到了2752毫克/千克，所以高尿酸和痛风患者不能食用。

其次，鱼虾蟹贝类食中的嘌呤也不低，仅次于猪肝，位列第二，这正印证那句俗语：海鲜加啤酒，痛风跟着走。因此，对于高尿酸及痛风患者，海鲜尽量不吃，鱼肉可少量食用（在不引起不适和相关症状的前提下）。

第三是烤肉。虽然与内脏和海鲜类食品相比，肉及肉制品的嘌呤含量稍低一些，但注意不要将肉类做成烧烤食用，因为当肉类水分的减少后，嘌呤含量升高，这就造成嘌呤摄入量过多。所以，在肉类在烹调前，用用沸水略煮一下最好，而不是做成烤肉。

和上述食物相比，也一些食物是痛风者需要常吃的，那就是谷类、蔬菜、薯类及水果。因为这些食物等属于低嘌呤食物，对预防和控制血尿酸水平和痛风有利，高尿酸和痛风患者平时可放心食用。

不过需要注意的是，植物性食物中，也有一些含嘌呤较高的，这些食物要少吃或者不吃。如紫菜比贻贝肉和猪肝都高，干的猴头菇等菌类嘌呤也不低，在吃这类食物的时候，就一定要留意了。

如果是黄豆，最好是制成豆浆来喝，因为豆制品加工过程中，会让部分嘌呤会流失，特别是在打豆浆时需加入大量水，这样会使嘌呤含量大大降低（虽然很低，但是不能过多摄入，把豆浆当水喝），痛风患者可少量食用。

合理膳食，预防癌症

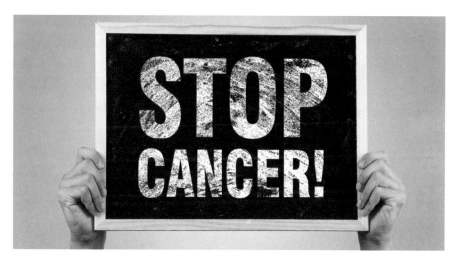

　　癌症是人类健康的一大劲敌，《2012中国肿瘤登记年报》称：全国每6分钟就有一人被确诊为癌症，每天有8550人成为癌症患者，每7～8人中就有一人死于癌症。如何预防癌症不仅是大众关注的问题，也是国家公共卫生工作的重点。膳食是影响癌症发病的重要因素之一，合理的膳食可以起到一定的预防癌症发生的作用。根据现有的科学研究，可以遵照下面的建议：

　　1. 食物多样，以植物性食物为主。

　　一日三餐应做到食物多样，以谷类为主，适当多吃些粗粮杂粮，多吃富含膳食纤维和维生素的新鲜蔬菜水果，动物性食物应适量，不能吃过多。

　　2. 常吃新鲜的蔬菜和水果。

　　新鲜蔬菜和水果是公认的最佳防癌食物，有充分证据表明能降低口腔、咽、食管、肺、胃、结肠、直肠等癌症的危险性，且很有可能降低喉、胰腺、乳腺、膀胱等癌症的危险性，也可降低子宫颈、子宫内膜、肝、前列腺癌的危险性。因此，要多吃新鲜的蔬菜水果。《中国居民膳食指南》建议，成人每天应吃蔬菜300～500克，吃多种蔬菜，深色蔬菜至少占一半；每天吃水果200～400克。吃水果的时候要尽量完整进食而不要榨成果汁，因为加工过程会将水果中宝贵的膳食纤维都去掉。

　　3. 限制红肉摄入。

　　红肉，也就是我们平常说的畜肉，包括猪肉、牛羊肉及其制品等。吃过多的红肉是导致结/直肠癌的重要元凶。《中国居民膳食指南》建议，每天禽畜肉的摄入量为50～75克，美国建议每周红肉摄入最好不要超过500克。同时，尽可能采取健康的烹饪方式，不要熏制、烧烤、油炸、腌/酱制。

4. 限制摄入酒精饮料。

饮酒可增加患消化道和乳腺癌的危险。女性对酒精作用的敏感度比男性更高，过量饮酒对女性的危害更大。建议不要饮酒，如要饮酒，应尽量减少饮用量。《中国居民膳食指南》建议，成年女性每天酒精摄入量不超过15克（约相当于啤酒450毫升，或葡萄酒150毫升，或38°的白酒50克）；成年男性不超过25克（约相当于啤酒750毫升，或葡萄酒250毫升，或38°的白酒75克，或高度白酒50克），儿童和孕妇禁止饮酒。

5. 注意食物保存，不要吃有霉变的食物。

谷类、豆类等的储存要防潮防霉，注意防霉菌污染，发霉的花生、谷类和豆类中的黄曲霉素是肝癌的致病因素。要吃新鲜的蔬菜水果，烂掉的蔬菜水果不能吃，即使只有一小部分烂掉也应丢弃。

6. 合理食物制备加工。

烹调时油温不能太高，不能让油锅冒油烟，尽量少用煎、炒、油炸、熏烤的烹调方法，提倡多用蒸、煮、凉拌、水氽、汤菜等烹调方法。不要吃烧焦的食物，尽量少吃烤肉、熏肉。不要吃过咸的食物，少吃或不吃腌制食品，如咸鱼、腌菜、腌肉、酸菜等。

7. 鼓励母乳喂养。

研究发现，母乳喂养有可能对与肥胖有关的癌症，如绝经后期乳腺癌、子宫内膜癌、食管癌、结/直肠癌、胰腺癌、胆囊癌、肾癌有保护作用，因此建议母亲最好进行6个月的纯母乳喂养，而后添加其他液体和食物，同时继续进行母乳喂养，这不仅有助于降低母亲患乳腺癌的几率，同时对婴儿也有保护作用。

日常生活中，除了以上膳食因素，还有一些生活习惯会影响癌症的发生，应注意：

1. 维持健康体重，避免过轻或过重。

可采用体质指数（BMI=体重（kg）/身高^2(m)）来衡量自己是否超重肥胖。BMI在18.5～23.9 kg/m^{2}范围内比较理想，BMI低于18.5 kg/m^{2}为营养不良，BMI在24～27.9kg/m^{2}间为超重，BMI≥28kg/m^{2}为肥胖。避免过轻过重，长期保持健康体重才能达到防癌的目的。

2. 积极锻炼身体，改掉久坐的习惯。

身体活动可以预防癌症的发生。建议成年人每天至少进行30分钟中等强度的身体活动(相当于快走)，随着身体适应能力的增加，逐渐做到每天至少60分钟中等强度或者至少30分钟高强度的活动。同时养成健康行为和生活方式，减少看电视、玩手机、玩电脑、玩电子游戏等静坐活动。

3. 不吸烟，远离二手烟。

人类癌症中至少有1/4与吸烟有关。因此，预防癌症不应忽视"吸烟"的影响。

世界卫生组织为啥又不让多吃糖

世界卫生组织是联合国下属的一个专门机构，也是国际上最大的政府间卫生组织，总部设在瑞士的日内瓦，其宗旨是使全世界的人民获得尽可能高水平的健康。

最近，世界卫生组织在新制定的《成人和儿童糖摄入量指南》中建议，在整个生命历程中减少游离糖的摄入量。成人和儿童游离糖摄入量应减至摄入总能量的10%以内。如能进一步将其降至低于摄入总能量的5%，会对健康带来更多好处。

请注意，这里强调的是"游离糖"，并不包括新鲜水果和蔬菜中的内源性糖。游离糖包括由生产商、厨师或消费者在食品中添加的单糖和双糖，以及天然存在于蜂蜜、糖浆、果汁和浓缩果汁中的糖分。我们喝的含糖饮料中的糖，制作糕点时加的糖，烹调时加的糖等都属于游离糖。

从史前时期，人类就已经知道从鲜果、蜂蜜、植物中获得糖分。随后，发展为从谷物中制取饴糖，继而再发展到从甘蔗和甜菜中制糖。中国是世界上最早制糖的国家之一。糖的甜味深受喜爱，糖可以为机体供能，但过多摄入会给健康带来危害。

世界卫生组织提出减少游离糖摄入量是有科学依据的。

1. 糖摄入量较少的成年人体重较轻；

2. 饮食中糖分增加，体重就会增加。

3. 与含糖饮料摄入量较低的儿童相比，含糖饮料摄入量最高的儿童趋于超重或肥胖。

4. 游离糖摄入量占摄入总能量的10%以上，相对于游离糖摄入量低于摄入总能量的10%而言，龋齿率较高。

5. 没有证据显示，新鲜水果和蔬菜中的内源性糖的摄入对健康有什么副作用，《指南》中的建议并不适用于新鲜水果和蔬菜中内源性糖的摄入。

基于世界卫生组织这个新指南的建议我们怎么办呢?

1. 整体来说，我国居民游离糖的摄入量平均下来比欧美国家低，但一直处于增加的趋势，因此，应当引起注意。

2. 我国居民平均而言，吃的游离糖不多，但有些人群吃的糖是偏多的，包括经常吃含糖高的糕点，经常喝咖啡并多加糖，经常喝含糖饮料，烹调时喜欢加好多糖的这些人。

3. 对于一个正常体重的成年人来说，10%的总能量相当于50克糖，5%的总能量相当于25克的糖。估算一下自己吃的糖是否超标?

4. 为了降低多吃游离糖对健康带来

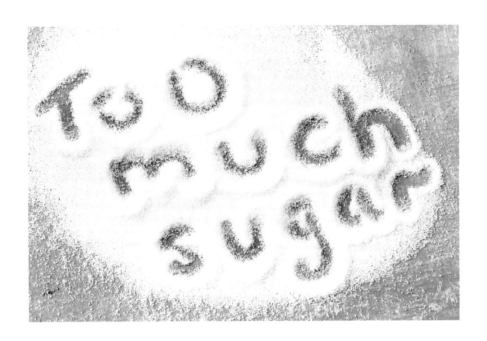

的危害，我们就要少吃含游离糖高的糕点、饮料，烹调时少加点糖。

5. 除了白糖、红糖等纯糖分外，不少加工食品中也含有较多隐形糖，如八宝粥、冰淇淋、奶油蛋糕中。在选购包装食品时，要先看看它的食品营养标签，选购低糖食品。

美国咋又不限制胆固醇了

不少国家为了促进国民健康、预防疾病，都制定和发布了居民膳食指南，并根据科学研究的新发现，不断进行更新。在美国，每5年组织专家进行修订，并发布新版的膳食指南。

近日，美国膳食指南咨询委员会发布了一份科学报告，这份报告对即将发布的新一版《美国居民膳食指南》提出了一些建议，其中包括对胆固醇的摄入量不再设限制量。而在这之前，美国膳食指南中的六项核心要点之一就是控制胆固醇摄入量，每天少于300毫克。美国为什么放松了对胆固醇的限制呢？

胆固醇是人体内正常存在的，皮肤、骨骼、心脏和血液等，几乎所有的组织都含有胆固醇，只是量的多少不同。胆固醇不仅是人体的组成成分，而且还起着很重要的作用：

1. 参与细胞膜和神经纤维的组成。

2. 合成激素的原料，如性激素、肾上腺皮质激素等的合成。

3. 合成维生素D的原料。

4. 促进脂肪的消化。

5. 有助于血管壁的修复和保持完整。如果血液中的胆固醇含量偏低，血管壁会变得脆弱，并有可能引发脑出血。

胆固醇有两个主要来源，一个"国产"的，也就是身体内自己生产的，在肝脏合成，是人体内胆固醇的主要来源，每天大约有1000毫克。另一个来源是"进口"的，就是从吃的食物中来的，每天有300～500毫克。它往哪里去？吃到体内的胆固醇一部分被吸收和利用，没有被吸收的通过粪便排出去。

一直以来，限制膳食胆固醇的摄入被认为是预防心血管疾病的重要措施，这是基于以往欧美等国开展的胆固醇与心血管疾病相关研究的结果提出的。

那为什么现在放松了对胆固醇的限制？这是由于受遗传和代谢等因素的影响，人们对膳食胆固醇的吸收以及胆固醇对血脂的影响存在着很大的个体差异，部分人胆固醇摄入量高还会反馈性抑制自身胆固醇的合成，因此胆固醇摄入量不会直接影响血液中的胆固醇水平。日本的研究也显示，胆固醇摄入量与脑中风并无关联。研究还发现，即使胆固醇摄入量达到每天768毫克，也没有发现与心血管疾病的发病率或死亡率有关联。一项长达16年的研究结果发现，低胆固醇水平（每天150～200毫克）的人群心脏病死亡人数是高胆固醇水平（>300毫克）的两倍。这些研究结果提示，不应过分限制或降低胆固醇的摄入量。

我国2000年出版的《中国居民膳食营养素推荐摄入量》中对膳食胆固醇摄入量的推荐值是每天小于300毫克。2013年出版的《中国居民膳食营养素推荐摄入量》中提出，每天从膳食中摄入的胆固醇为300～500毫克，对胆固醇的限制也有所降低。但是为了健康，还是适量为好。

哪些食物中的胆固醇含量比较高？

1. 猪脑、羊脑：每100克中含胆固醇在2000毫克以上。

2. 动物的内脏：肝、肾、肺、心、舌、肚、大肠，蟹黄、鱼籽、墨斗鱼。

3. 肥肉：猪、羊、牛、鸡、鸭等动物性食物的肥肉中。

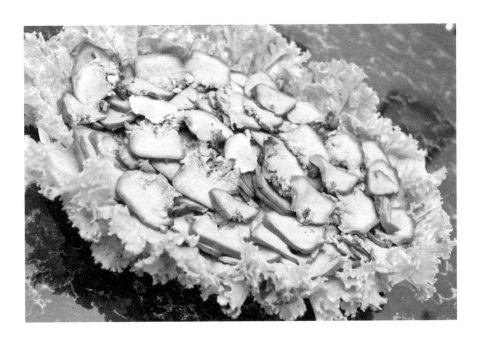